Dora M. Kalff

Sandspiel

Seine therapeutische Wirkung auf die Psyche

Mit einem Nachwort von
Martin Kalff

6. Auflage
Mit 79 Abbildungen

Ernst Reinhardt Verlag München

Die 1. Auflage erschien 1966 im Rascher Verlag Zürich.
Die 2. Auflage erschien 1979 im Eugen Rentsch Verlag Zürich.
Seit der 3. Auflage erscheint dieses Buch im Ernst Reinhardt Verlag.

Bibliografische Information der Deutschen Nationalbibliothek

Die Deutsche Nationalbibliothek verzeichnet diese Publikation in der Deutschen Nationalbibliografie; detaillierte bibliografische Daten sind im Internet über <http://dnb.d-nb.de> abrufbar.
ISBN 978-3-497-03151-1 (Print)
ISBN 978-3-497-61618-3 (PDF-E-Book)
ISBN 978-3-497-61619-0 (EPUB)
6. Auflage

Printed in EU

Ernst Reinhardt Verlag, Kemnatenstr. 46, D-80639 München
Net: www.reinhardt-verlag.de E-Mail: info@reinhardt-verlag.de

Inhalt

Meinen Söhnen
Peter Baudouin und Martin Michael

Einführung

Durch meine Arbeit an Kindern und Jugendlichen ist mir klar geworden, daß sich in der Kindheit Entsprechungen zu der von C. G. Jung unter dem Prinzip einer Ganzheitsschau beschriebenen Dynamik zur Persönlichkeitszentrierung zeigen, und ich möchte diese Erkenntnisse in einigen Entwicklungsgeschichten wiedergeben. Dazu bedarf es einiger Erläuterungen.

Die Ergebnisse meiner Beobachtungen stimmen mit der psychologischen Erfahrung überein, daß das Selbst den psychischen Entwicklungsprozeß von Geburt an dirigiert. Unter dem «Selbst» versteht Jung «die Summe seiner bewußten und unbewußten Gegebenheiten». Der Mensch wird als eine Totalität geboren, die nach Erich Neumann zunächst im Selbst der Mutter aufgehoben ist. Alle Anforderungen des Neugeborenen, die an das «Mütterliche» schlechthin appellieren, wie Stillung des Hungers, Schutz vor Kälte usw., sind der leiblichen Mutter anheimgestellt. Wir nennen dies die Phase der Mutter-Kind-Einheit, in der das Kind in der mütterlichen Liebe selbstverständliche Sicherheit und Geborgenheit erfährt.

Nach einem Jahr löst sich das Selbst des Kindes, nämlich das Zentrum dieser Totalität, aus derjenigen der Mutter. Das Kind erfährt nun die Geborgenheit mehr und mehr in der Beziehung zur Mutter, in ihren Zärtlichkeitsbezeugungen. Aus der Geborgenheit erwächst eine Vertrauensbeziehung.

Die daraus erwachsene Sicherheit ist die Grundlage der dritten Phase, die am Ende des zweiten und zu Beginn des dritten Lebensjahrs eintritt und in welcher sich das Zentrum des Selbst im Unbewußten des Kindes festigt und sich in Symbolen der Ganzheit zu manifestieren beginnt.

Das Kind spielt, zeichnet oder malt in einer jahrtausendealten Symbolsprache, mit welcher auch der Erwachsene bewußt oder unbewußt durch alle Zeiten hindurch, in allen Kulturen, seiner Ganzheit

Ausdruck verliehen hat. Eine besondere Rolle in dieser Symbolik spielen Kreis und Quadrat. Der Kreis ist nach C. G. Jung meist aufzufassen als «Symbol der Vollkommenheit und des vollkommenen Wesens, ist ein allverbreiteter Ausdruck für Himmel, Sonne, Gott und für das Urbild des Menschen und der Seele» (Abb. 1, 2, 3, 4). Die Vierheit hingegen tritt nach meiner Erfahrung dort auf, wo eine Ganzheit sich vorbereitet. Ich habe beobachtet, daß in der psychischen Entwicklung die Vier vor dem Symbol des Kreises (Abb. 5, 6, 7) oder aber in Verbindung mit diesem sichtbar wird.

Meine Auffassung wurde mir auf eine schöne Weise vor einigen Jahren bestätigt, als ich in San Francisco die Sammlung von Rhoda Kellogg von tausenden von Kinderzeichnungen und Fingerfarbenmalereien von Zwei- bis Vierjährigen sehen durfte, die sie als Vorsteherin einer Nursery School während vieler Jahre gesammelt hatte. Ein großer Teil davon wies die bekannten Ganzheitssymbole auf.

Aber nicht nur in Zeichnungen oder Malereien treten diese Symbole auf; sie kommen auch in der kindlichen Ausdrucksweise vor. So fragte mich eines Tages ein dreijähriger Knabe: «Wenn es wahr ist, daß die Erde eine Kugel ist und Gott alle Menschen sieht, ist Er dann wie ein Kreis?» Auf jeder seiner Zeichnungen zog er jeweils an der oberen Bildseite einen blauen Strich von einem Ende zum andern. Auf meine Frage, was der Strich denn bedeute, antwortete er, das sei der liebe Gott. Diese Striche, jeder ein winziges Teilchen eines riesengroßen Kreises, sprachen von seiner Vorstellung.

Ein anderer Junge, ungefähr gleichen Alters, entdeckte eines Tages Zinnfigürchen auf meinem Flügel. Er stellte sie alle zu einem vollkommenen Kreis auf, dann verließ er das Zimmer für eine Weile, und als er wiederkam, stellte er ein mitgebrachtes kleines, weißes Porzellantäubchen hinter eine Photographie, die auf dem Flügel stand. Als ich ihn fragte, was das Täubchen in diesem Versteck mache, antwortete er: «Wir sehen den lieben Gott ja auch nicht.»

An diesen Aussagen erkennen wir den numinosen Gehalt des Symbols. Der Kreis ist nicht nur eine geometrische Form, sondern ein Symbol, das etwas unsichtbar im Menschen Lebendes ans Licht treten läßt. Symbole sprechen für innere, energiegeladene Bilder, für Dispositionen des Menschseins, die, wenn sie sichtbar werden, die Entwicklung des Menschen immer wieder beeinflussen. Symbole numinosen oder religiösen Inhalts sprechen daher von einer inneren, geistigen Ordnung, die den Bezug zur Gottheit bewirkt. Sie verleiht dem Menschen die Sicherheit, die ihm u. a. die Entfaltung seiner Persönlichkeit gewährleistet.

Die Manifestation des Selbst möchte ich als den wichtigsten Augenblick in der Entwicklung der Persönlichkeit bezeichnen.

Bei der psychotherapeutischen Arbeit hat es sich erwiesen, daß das Ich sich nur auf Grund einer gelungenen Manifestierung des Selbst, sei es als Traumsymbol oder als Darstellung im Sandkasten, gesund entwickeln kann. Eine solche Manifestierung des Selbst scheint mir Gewähr für die Entfaltung und Konsolidierung der Persönlichkeit zu sein.

Umgekehrt nehme ich bei einer schwachen und neurotischen Ich-Entwicklung mit Gewißheit an, daß diese Manifestierung des Selbst (im Symbol) wegen mangelnder mütterlicher Beschützung sich nicht ergeben hat oder daß sie in der frühesten, zartesten Entwicklung durch äußere Einflüsse wie Krieg, Krankheit oder auch Unverständnis der Umgebung entscheidend gestört wurde. Ich habe mir deshalb zur Aufgabe gemacht, in der Therapie für das Kind einen *freien und zugleich geschützten Raum* innerhalb unserer Beziehung herzustellen. Dieser freie Raum in der therapeutischen Situation ergibt sich dann, wenn der Therapeut das Kind völlig annehmen kann, so daß er innerlich ebenso intensiv an allem, was da vor sich geht, beteiligt ist wie das Kind selbst. Wenn dieses spürt, daß es in all seiner Not, aber auch in seinem Glück nicht allein ist, fühlt es sich in seinen Äußerungen frei und doch geschützt. Ein solches Vertrauensverhältnis ist darum so wichtig, weil es unter Umständen die Situation der ersten Phase, diejenige der Mutter-Kind-Einheit, wieder herstellen kann. Damit wird eine psychische Situation des In-sich-Ruhens geschaffen, die gleichzeitig alle Kräfte zur Persönlichkeitsentwicklung, sowohl intellektuelle als auch geistige, im Keim enthält.

Es ist Aufgabe des Therapeuten, diese Kräfte zu erkennen und sie, wie der Hüter eines kostbaren Gutes, in ihrer Entwicklung zu beschützen. Als «Hüter» bedeutet er für das Kind den Raum, die Freiheit und zugleich die Grenzen. Eine individuell bemessene Begrenzung ist deshalb bedeutsam, weil eine Verwandlung der Energien nicht im

Uferlosen, sondern nur *innerhalb der Grenzen des Einzelnen* erfolgreich vor sich gehen kann.

Der im 17. Jahrhundert geborene Mystiker und Seelsorger Gerhard Tersteegen handelte nach folgendem Grundsatz: «Wer mit Seelen umgeht, muß sein wie ein Kindermädchen, so ein Kind am Leibband hält und solches nur vor Gefahren und Fallen bewahret, sonst aber dem Kinde seinen freien Gang lässet.» Damit hat er ausgesprochen, daß es für die Seelsorge keine eindeutigen Theorien gibt, daß man das Einmalige im Menschen anerkennen möge, um unter kluger Leitung der Individualität die freie Entfaltung zu ermöglichen.

Die Entwicklung im Schutz des Therapeuten ist dem Erreichen des Ziels zu vergleichen, das von Pestalozzi in seiner Schrift *Wie Gertrud ihre Kinder lehrt* angestrebt wird: daß durch die echte Liebe der Mutter der Mensch die innere Einheit erreiche und damit den Zugang zum Göttlichen finde.

Da nach meiner Erfahrung ein gesundes Ich sich nur auf einer Basis der Geborgenheit des Kindes formen kann, muß ich annehmen, daß bei einem schwachen Ich die Manifestation des Selbst als Symbol, die normalerweise im Alter von zwei bis drei Jahren beobachtet werden kann, nicht stattgefunden hat. Es zeigt sich indessen, daß in den meisten Fällen die in der Kindheit verunmöglichte symbolische Manifestierung des Selbst bis zu einem gewissen Grad auf jeder Lebensstufe nachgeholt werden kann.

C. G. Jung selbst weist im Kapitel «Allgemeines zur Symbolik» (*Zur Psychologie westlicher und östlicher Religion*, Gesammelte Werke Band XI, S. 208) darauf hin, wie wichtig es sei, «daß die Symbole, welche auf die Ganzheit zielen, vom Arzt richtig verstanden werden. Sie bilden nämlich das Hilfsmittel, mit dem sich neurotische Dissoziationen aufheben lassen, indem sie dem Bewußtsein wieder jenen Geist und jene Haltung zuführen, welche seit jeher von der Menschheit als lösend und heilend empfunden wurden. Es sind ‚représentations collectives', welche von Urzeit an die so nötige Verbindung von Bewußtsein und Unbewußtsein ermöglichten. Diese Vereinigung kann weder intellektuell noch praktisch vollzogen werden, weil in ersterem Falle die Instinktsphäre rebelliert und in letzterem Vernunft und Moral sich sträuben. Jede Dissoziation innerhalb

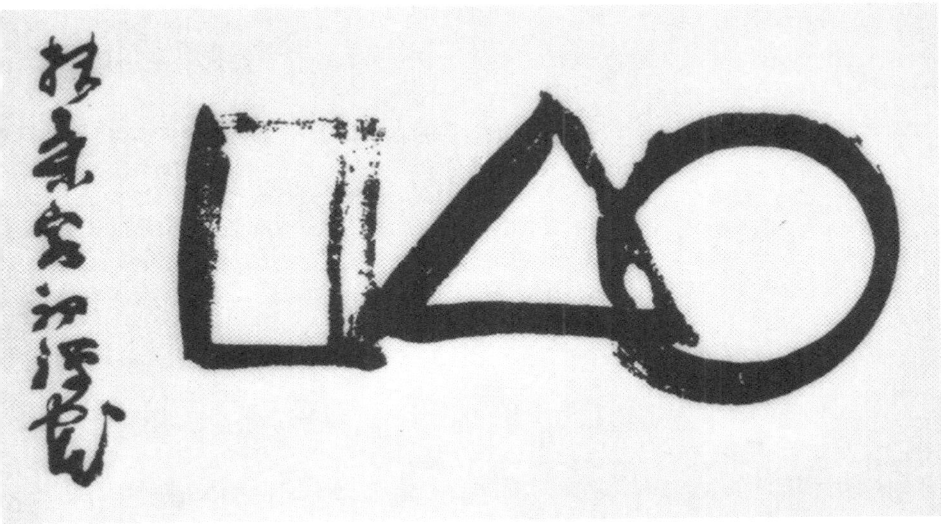

1 Kreis, Dreieck und Viereck als Urformen des Universums nach Sengai, «The World of Zen», N. W. Ross, New York, 1960

2 Sandbild «Kreise im Sand» eines 11jährigen Knaben

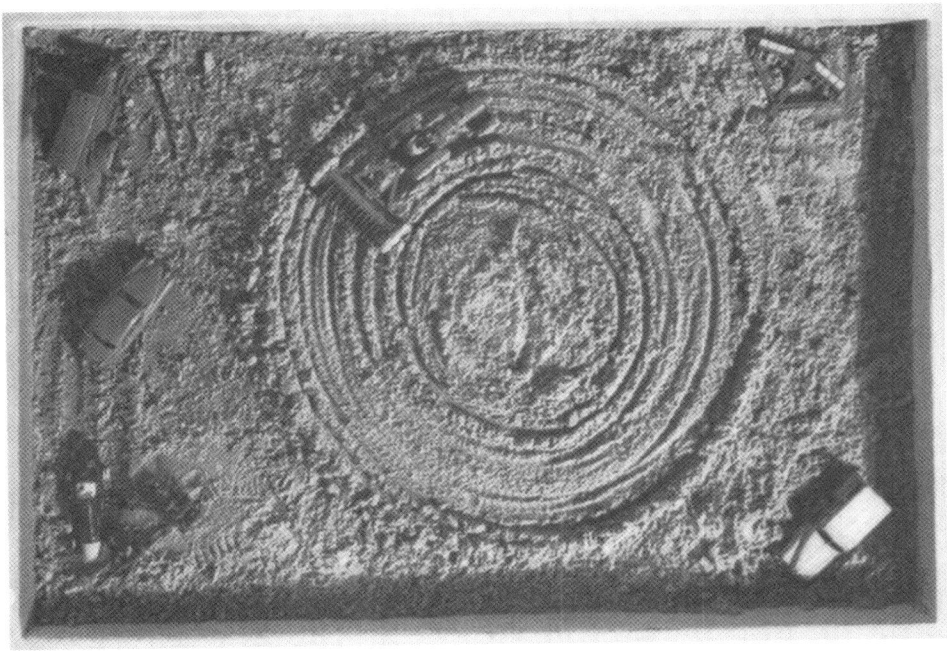

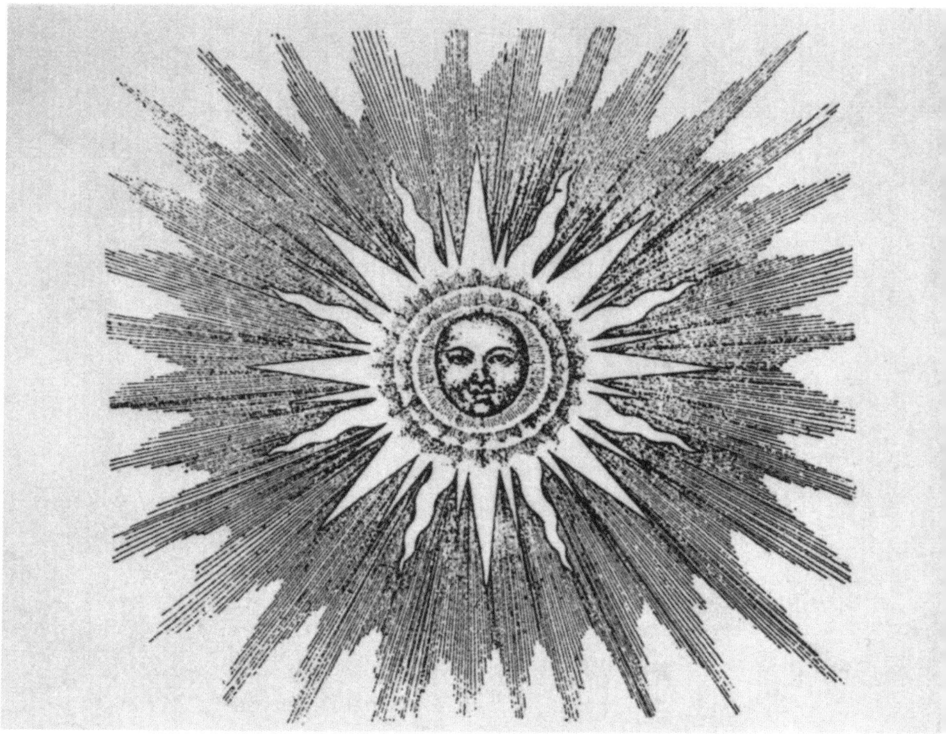

3 ▲

▼ 4

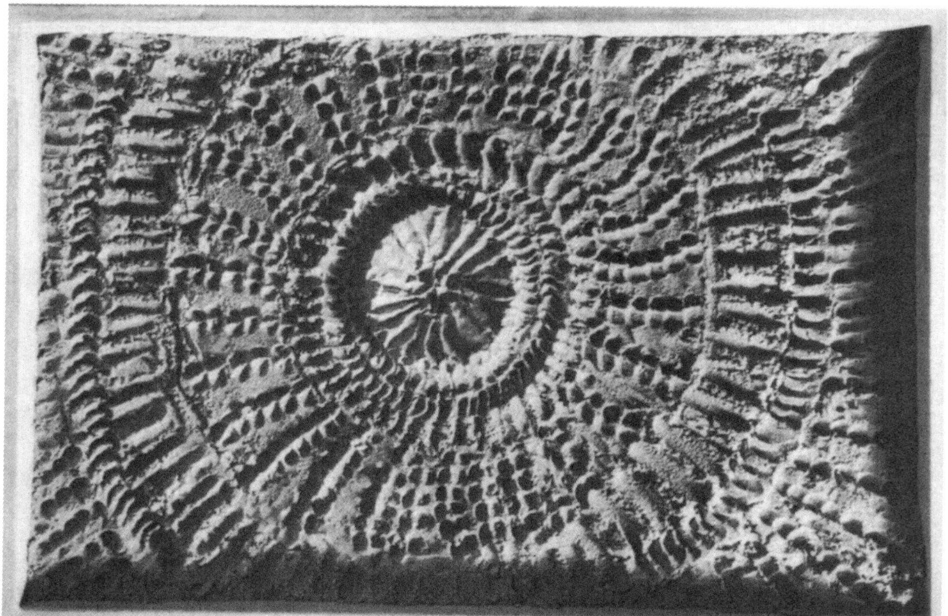

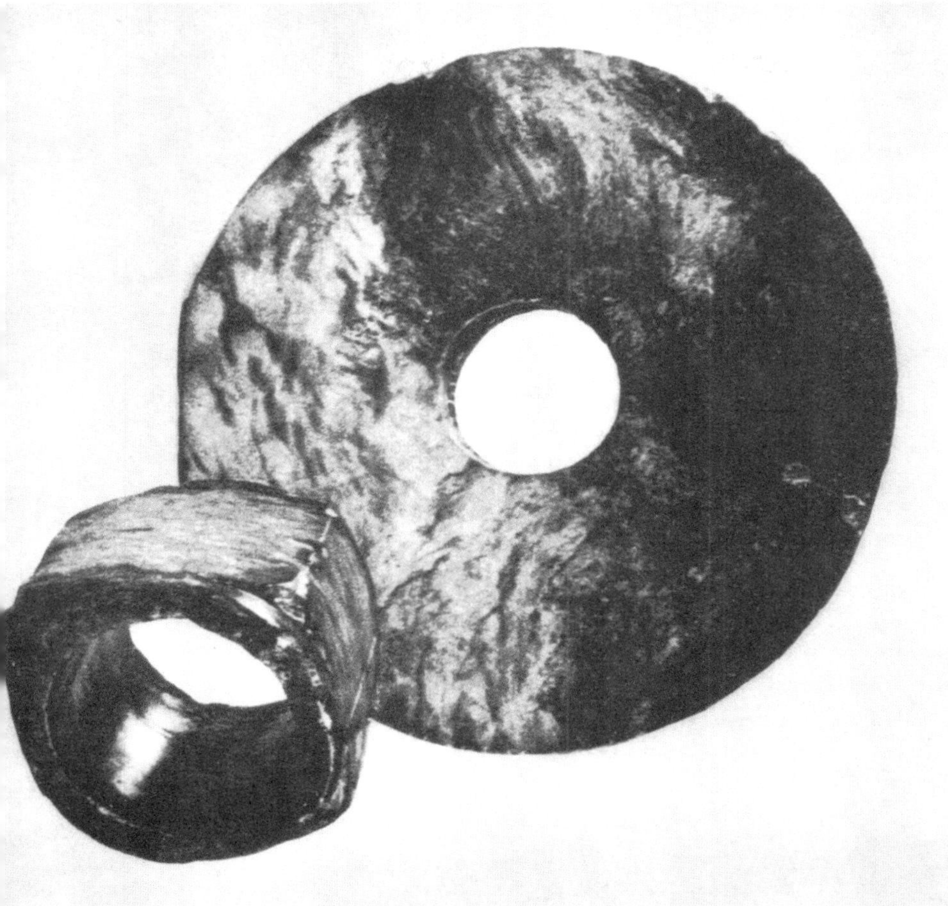

5 Chinesische Symbole für Himmel (Rund) und Erde (Viereck), Chou-Dynastie, aus Chinese Art, Finlay Mackenzie, 1966

◀ 3 Die Sonne als Gottesbild aus C. G. Jung «Symbole der Wandlung», Walter, 1973

◀ 4 Sandbild «Sonne» eines 15jährigen Knaben

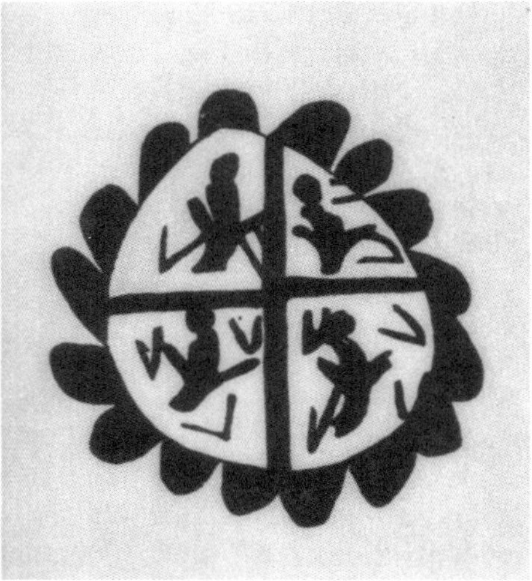

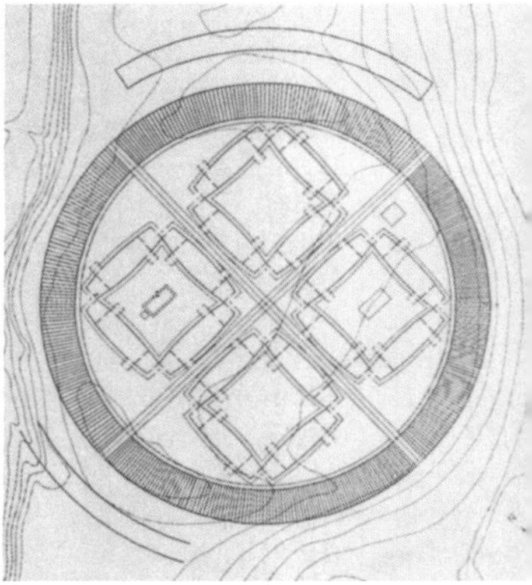

6 7

6 Malerei eines Dreijährigen (Sammlung Rhoda Kellogg, San Francisco)

7 Ausgrabung einer Siedlung aus der Vikingerzeit, Dänemark, Publikation des Dänischen Nationalmuseums

8 Sandbild eines 8jährigen Knaben

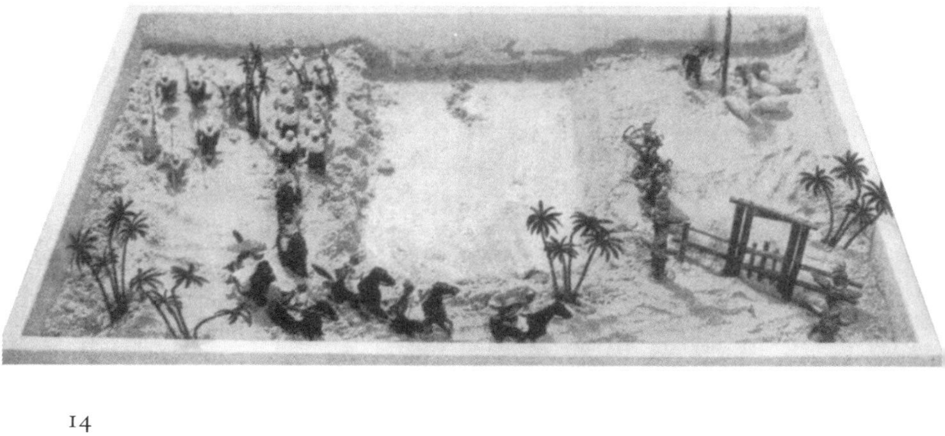

des Gebietes der psychogenen Neurose beruht auf einem derartigen Gegensatz, welcher nur durch das Symbol geeint werden kann.»

Davon spricht auch Bachofen, wenn er in seiner Schrift zur Urreligion schreibt: «Das ist ja eben die hohe Würde des Symbols, daß es verschiedene Stufen der Auffassung zuläßt und selbst anregt und von den Wahrheiten des physischen Lebens zu denen einer höheren, geistigen Ordnung weiterführt.» Das Symbol verkörpert ein Bild eines bewußtseinstranszendenten Inhalts und weist auf die ewige Grundlage unserer von Gott gegebenen Natur. Wird es erkannt und erlebt, führt es den Menschen zur eigentlichen Würde seines Menschseins.

Das Symbol nun spielt auch in der Sandkastentherapie, die ich auf Grund des Lowenfeldschen Sandspiels weiter ausgebaut habe, eine große Rolle. Ich verwende dazu einen Sandkasten mit festgelegten Dimensionen (57×72×7 cm), der die Phantasie der Spielenden begrenzt und so als ordnender, beschützender Faktor wirkt.

Das vom Kind mit einer Auswahl aus hunderten von kleinen Figuren hergestellte Sandbild kann als dreidimensionale Darstellung einer psychischen Situation aufgefaßt werden. Ein unbewußtes Problem wird wie ein Drama im Sandkasten aufgeführt. Der Konflikt wird von der inneren Welt in die äußere transponiert und sichtbar gemacht. Dieses Phantasiespiel beeinflußt die Dynamik des Unbewußten im Kind und wirkt so auf seine Psyche ein.

Der Analytiker interpretiert für sich die im Laufe ganzer Serien von Sandbildern auftauchenden Symbole. Das so gewonnene Verständnis der im Sandbild auftauchenden Problematik schafft eine Vertrauensatmosphäre zwischen Analytiker und Kind, eine Art Mutter-Kind-Einheit, die ihren heilenden Einfluß ausübt. Die Einsicht des Therapeuten braucht dabei dem Kind nicht in Worten mitgeteilt zu werden. Es geht hier um das bereits erwähnte *Erleben des Symbols im geschützten Raum*.

Unter Umständen allerdings werden die Bilder dem Kind auf eine leicht verständliche Weise und im Zusammenhang mit seiner äußeren Lebenssituation erklärt. Damit wird anhand des äußeren Bildes die innere Problematik sichtbar gemacht, was die Entwicklung einen Schritt weiter führt.

Einzelheiten und Aufbau der Bilder geben dem Therapeuten außerdem Richtlinien für die Behandlung. Oft gibt schon das Initialbild Aufschluß über die Situation – es enthält dann, im Symbol verborgen, das zu erstrebende Ziel: die Verwirklichung des Selbst. Daraufhin werden neue Energien frei, die zu einer gesunden Ich-Entwicklung führen.

Die normale Entwicklung dieser Energien hat ein achtjähriger Knabe sehr schön in einem Sandbild (Abb. 8) dargestellt: rechts oben sozusagen das Selbst, verkörpert im guten Hirten mit den Schafen. Dunkle, fremde Mächte (Marokkaner) steuern in geordneten Reihen auf den in sich geschlossenen Bereich zu, einem Bild des in sich ruhenden Knaben. Die verteidigenden Mächte sind bewaffnet; der Knabe bemerkte jedoch dazu: «Eigentlich brauchten sie keine Waffen» – er ahnte, daß er ihnen gewachsen war.

Meine Erfahrungen decken sich mit der Theorie der Ich-Entwicklungsstufen von Erich Neumann, der sie folgendermaßen definierte:

1. die animalische, vegetative Stufe
2. die Kampfphase
3. die Anpassung an das Kollektiv.

Das Ich zeichnet sich also zunächst in Bildern ab, in denen Tiere und Vegetation vorherrschen. Die nächste Stufe bringt die vor allem in der Pubertät immer wieder auftretenden Kampfhandlungen. Das Kind ist nun schon so weit gestärkt, daß es den Kampf mit äußeren Einflüssen auf sich nehmen und sich mit ihnen auseinandersetzen kann. Schließlich wird es in der Umwelt als Person aufgenommen und eingegliedert.

In meinen Studien der chinesischen Gedankenwelt bin ich einem Diagramm begegnet, das, wie mir scheint, unseren Auffassungen entspricht (Abb. 9). Es ist das Diagramm des Chou-Tun-Yi, eines Philosophen der Sung-Zeit, der um das Jahr 1000 gelebt hat. Hier ist der Uranfang aller Dinge in einem Kreis dargestellt, in dem ich eine Analogie zum Selbst bei der Geburt sehe. Ein zweiter Kreis enthält das Yin und Yang, aus deren ineinanderfließenden Bewegung die Elemente sich entwickeln. Ich möchte diesen Kreis in unserem Zusammenhang mit dem, was ich über die Manifestation des Selbst ausführe, vergleichen. Er enthält die im Keim vorhandenen Kräfte zur Ich-

9 T'ai-Ki-t'u

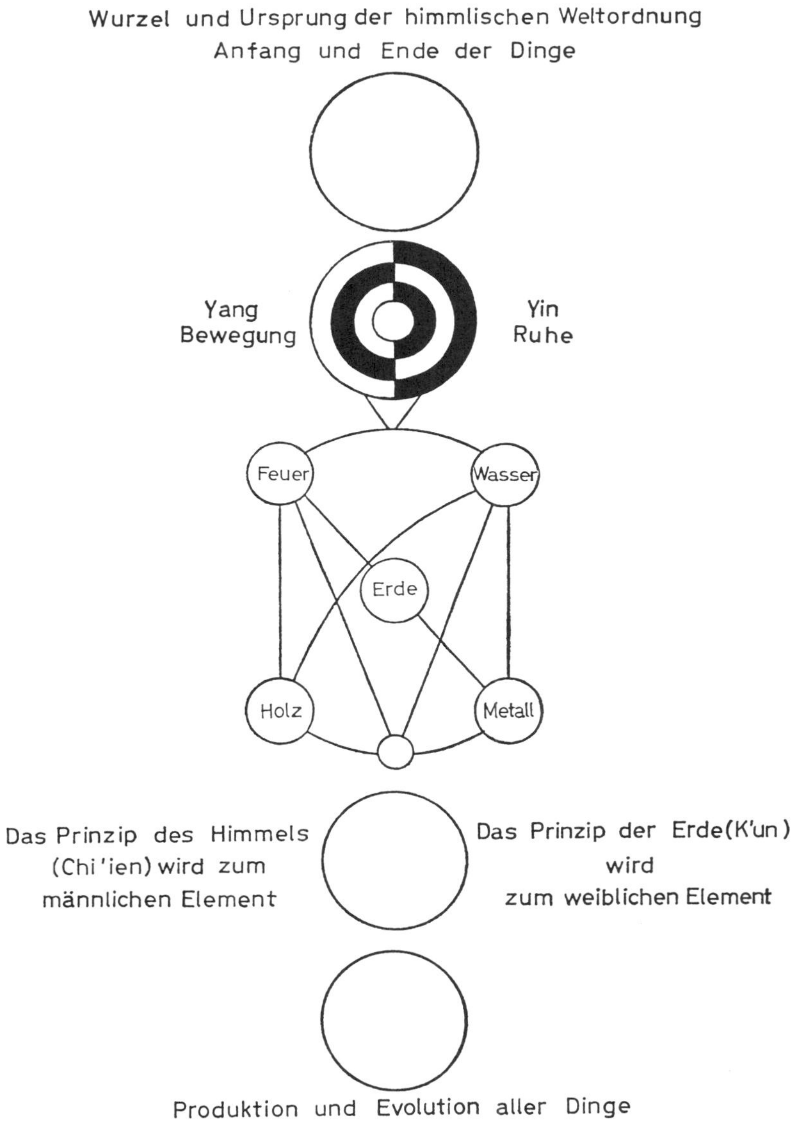

Wurzel und Ursprung der himmlischen Weltordnung
Anfang und Ende der Dinge
Yang
Bewegung
Yin
Ruhe
Feuer
Wasser
Erde
Holz
Metall
Das Prinzip des Himmels (Chi'ien) wird zum männlichen Element
Das Prinzip der Erde (K'un) wird zum weiblichen Element
Produktion und Evolution aller Dinge

Bildung und Persönlichkeitsentwicklung (siehe auch Abb. 10, 11). Wie die 5 Elemente aus dieser Konstellation, so entfaltet sich die Persönlichkeit um den zentrierenden Punkt des Ich. Ich setze diesen Schritt der Entwicklung in der ersten Lebenshälfte gleich. Auch in unserer Tradition ist die Fünf die Zahl des natürlichen Menschen (Abb. 12, 13). Der Mensch wird hier als Pentagramm mit ausgestreckten Armen und Beinen zusammen mit dem Kopf als Mikrokosmos im Makrokosmos gesehen.

Der dritte Kreis könnte demnach mit dem Sichtbarwerden des Selbst im Individuationsprozeß in der zweiten Lebenshälfte verglichen werden. Den vierten Kreis sehe ich als Ausgang der dem Eingang gegenübersteht, also als Abschluß der Bewegung, die vom Leben zum Tode führt. Nach dem Gesetz der Wandlung, auf dem das Diagramm beruht, liegt im Tode – sowie im Opfer einer zu Ende gelebten psychischen Situation – der Keim zu neuem Leben.

Diese Darstellungen mögen uns zeigen, daß unser Leben über alle Traditionen hinweg einem physischen und psychischen Ablauf entspricht, der als Basis der individuellen Entwicklung angeschaut werden kann.

Es scheint mir daher, daß unsere therapeutischen Bemühungen nur von dieser Sicht aus dem Kind und dem Jugendlichen gerecht werden können.

Die Kinder, die zu mir in Behandlung kommen, leiden vor allem daran, daß ihnen die innere Sicherheit und Geborgenheit fehlt. Irgend etwas – seien es ungünstige häusliche Verhältnisse, oder mögen die Ursachen außerhalb des Zuhauses liegen – verhindert ihre normale Entwicklung, die allein das innere Gleichgewicht mit sich bringt.

Ich halte es daher für außerordentlich wichtig, die Praxis nicht von der Umgebung und Atmosphäre, innerhalb der sie vor sich geht, zu trennen. Wenn sich die schwere Haustür (mein Haus trägt die Jahreszahl 1485) hinter dem Kind geschlossen hat, tritt es in eine alte, getäfelte Stube, in der ein prächtiger Kachelofen einen großen Platz einnimmt. Mittels ein paar eingebauten Stufen ist er leicht zu erklimmen. Das Kind darf nun vorerst tun und lassen, was es will: Es kann sich auf den Ofen setzen oder legen, von oben die Stube oder durch das Fenster die in dem kleinen Springbrunnen im Garten badenden

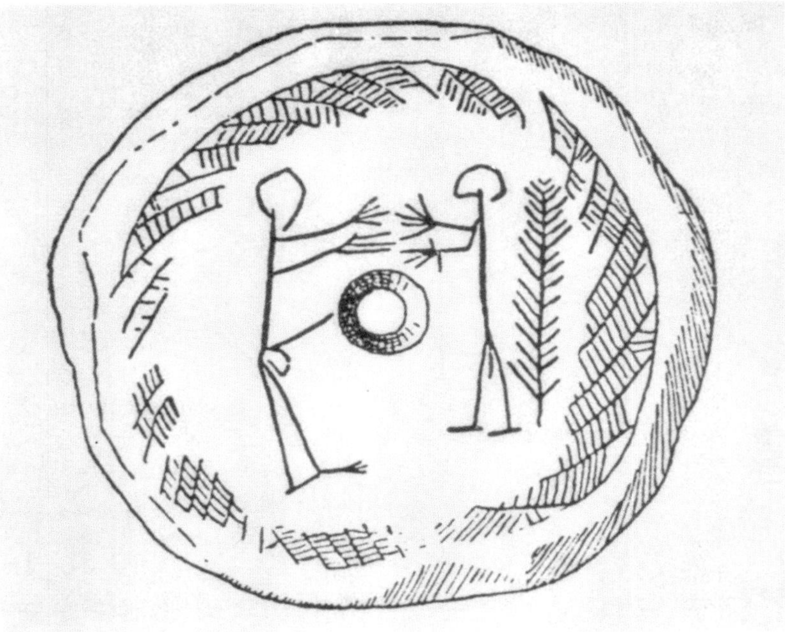

10 Knochenzeichnung aus Dänemark, Mann und Frau in der Umhegung (nach Fehrle)

11 Gipsplastik eines 12jährigen Mädchens, «Tänzer und Tänzerin», im 5zackigen Stern

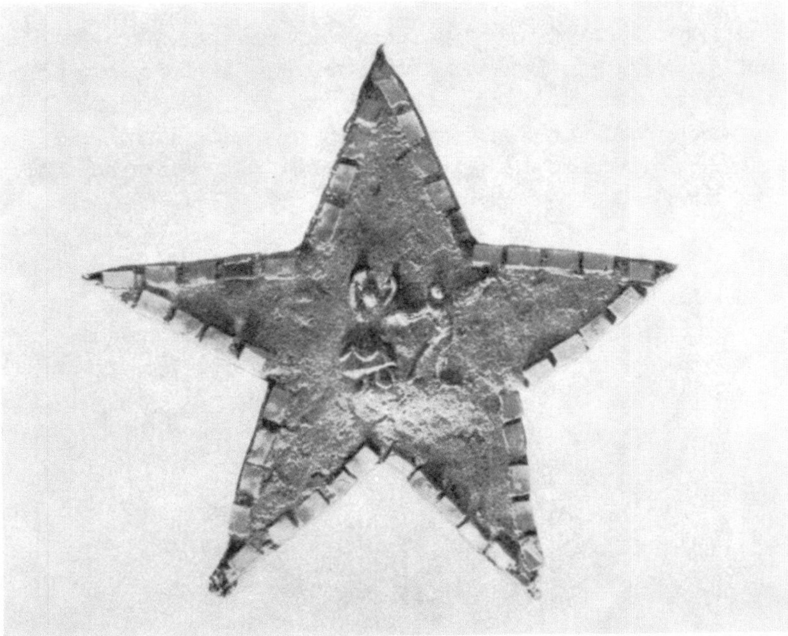

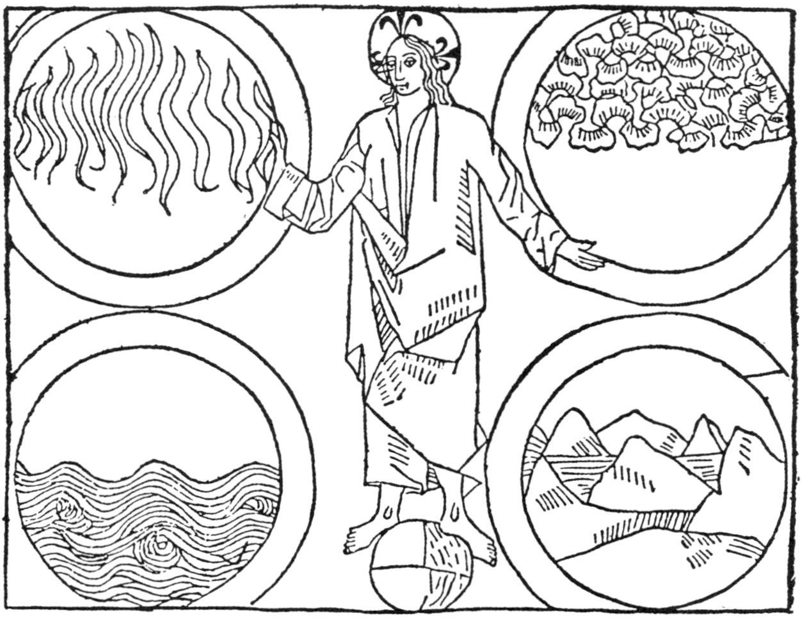

12 Christus (als Anthropos) auf der Erdkugel stehend, umgeben von den vier Elementen. Aus C. G. Jung, «Psychologie und Alchemie», Walter, 1972

13 Mensch als Mikrokosmos (Pentagramm) nach A. U. Nettesheim. Aus «Dictionary of Symbols», London, 1962

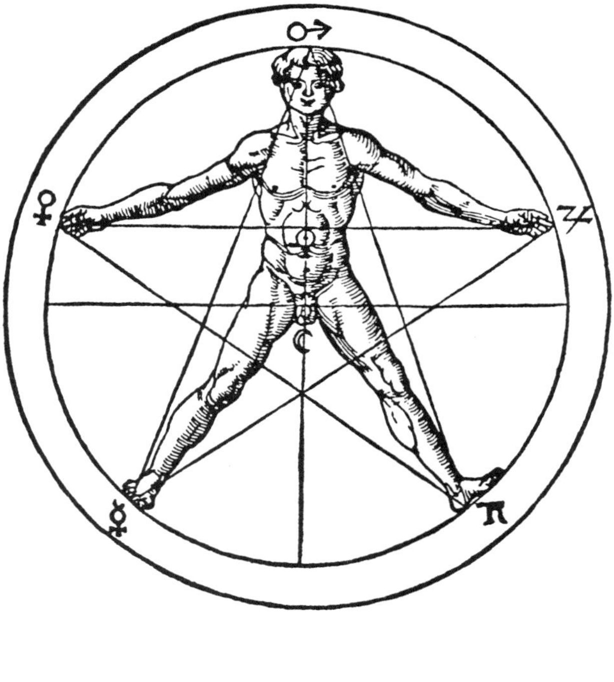

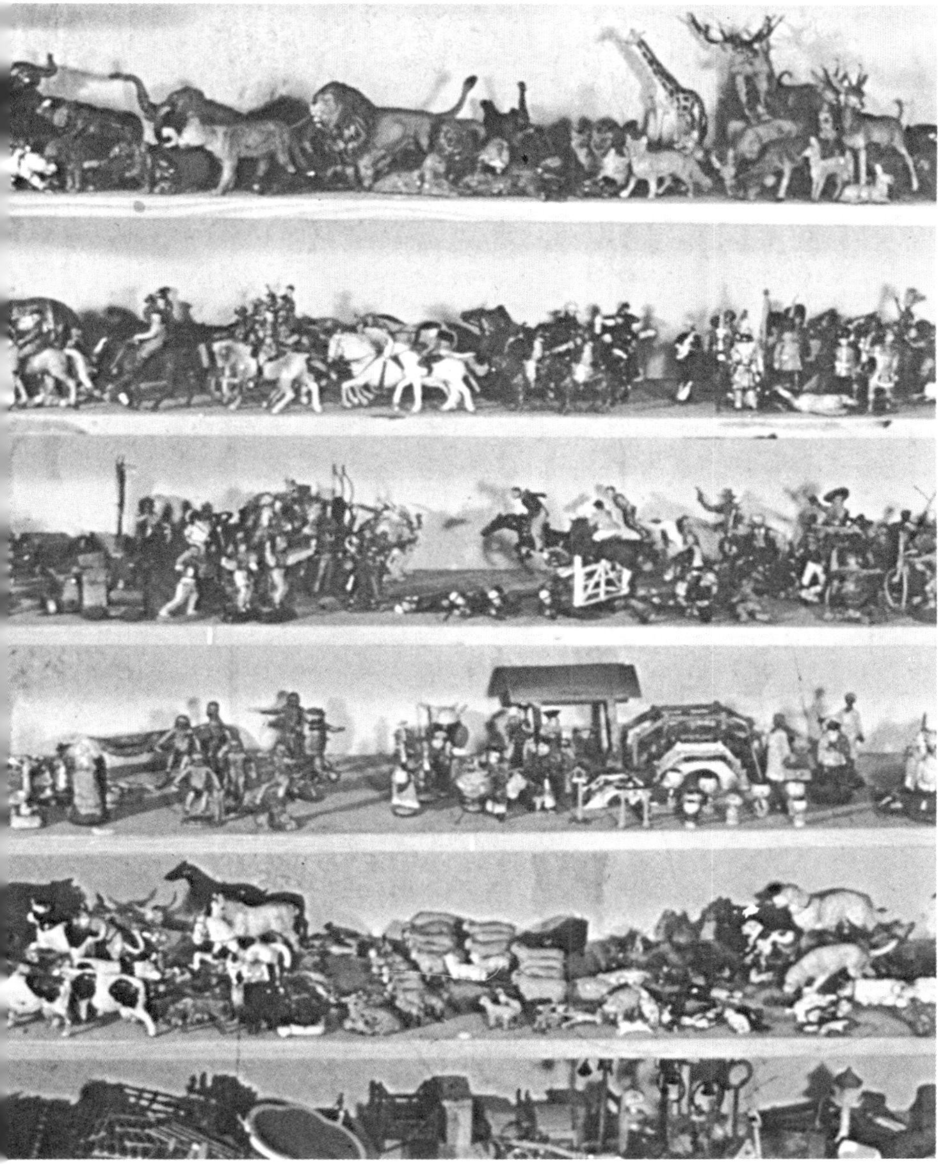

14 Spielfiguren für das Lowenfeldtsche Sandspiel

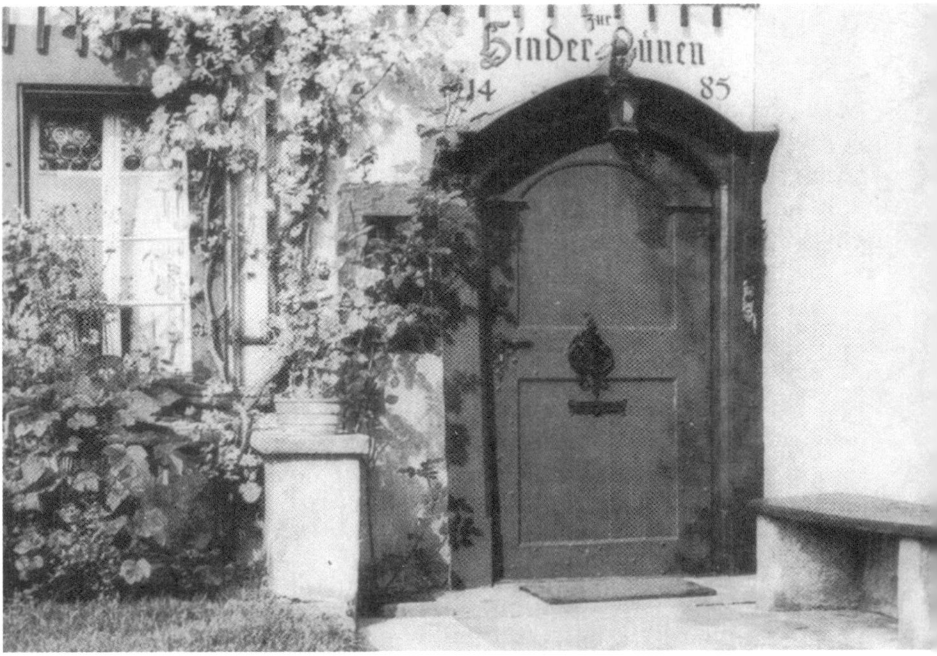

15a Eingang zum Haus «Zur Hinder Zuenen»

15b Spielzimmer mit Sicht auf Garten

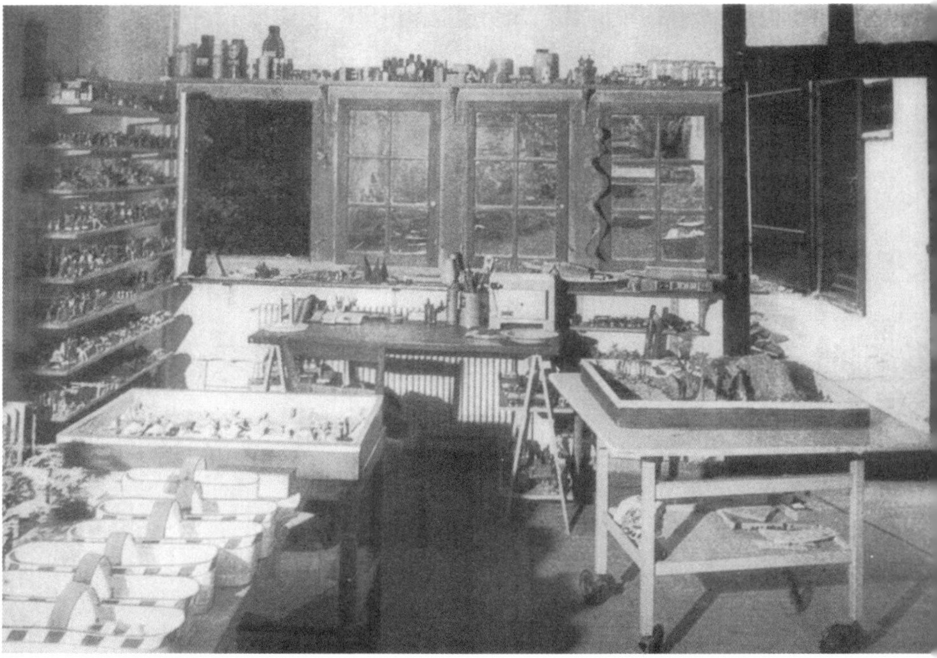

Vögel betrachten; es kann Bilderbücher und Zeitschriften durchblättern und lesen, oder es fühlt sich ermutigt, die vielen alten, oft ungewohnt anmutenden Dinge und Bilder, die das alte Haus birgt, auszukundschaften und genau zu besehen. Das Interesse wird noch verstärkt durch die unregelmäßige Anordnung der Räume und Treppen, die die Kleineren hin und wieder zu einem Versteckspiel geradezu einladen. Im älteren Kind wird unter Umständen die Lust zum Abenteuer, zur Suche nach einem verborgenen Schatz, geweckt. All dem trage ich nach Möglichkeit Rechnung. Oft führe ich die Kinder in den Keller, wo sie die meterdicken Mauern danach untersuchen, ob sie vielleicht mit einem unterirdischen Gang in Verbindung stünden. Oder wir begeben uns auf den riesengroßen Estrich mit seinen Zwischenböden, die zu Entdeckungen einladen. Im Grunde sind die Kinder dabei auf der Suche nach etwas Verborgenem, das sie in sich selbst finden möchten – was ihnen aber bisher nicht gelungen war.

So bietet ihnen das Haus, welches vor hunderten von Jahren auf einen Felsen gebaut worden war und dessen Räume nicht mit Hilfe von Meterstab und Zirkel ihre Form bekamen, sondern wie durch ein Naturgesetz gewachsen sind, eine Atmosphäre, die dem natürlichen, vor allem den jungen Menschen entspricht. Ja, mehr als das: Das Kind findet hier eine Welt vor, die ihm offen steht, von der es *völlig auf- und angenommen* wird. Tritt es dann in das Spielzimmer mit dem Sandkasten, so ist der Bann schon gebrochen, der vielleicht durch die Frage entstand: Was werde ich vorfinden, was werde ich tun *müssen?*

Im Spielzimmer (Abb. 15 b) findet es nun viele Dinge vor: Farben, Ton, Mosaiksteine, Gips und vieles andere, das zur Benützung einlädt, liegen auf einem großen Tisch offen da. Daneben stehen Sandkästen und auf einem Gestell (Abb. 14) hunderte von kleinen Figuren aus Blei oder anderem Material: Menschen – nicht nur verschiedene Berufe und Typen der heutigen Zeit, sondern auch Figuren aus vergangenen Jahrhunderten, Neger, kämpfende Indianer u. a. –, wilde und domestizierte Tiere, Häuser verschiedenster Bauart, Bäume, Sträucher, Blumen, Zäune, Verkehrssignale, aber auch Autos, Züge, alte Kutschen, Boote; kurzum, es sind lauter Dinge, die in der weiten Welt, aber auch in der Phantasie des Kindes vorkommen.

Sie gehören zu dem Material, welches Frau Dr. Lowenfeld in London zu ihrem «Weltspiel» zusammengestellt hat. Sie verstand es, sich ganz in die Welt des Kindes zu versetzen; und daraus schuf sie in genialer Eingebung ein Spiel, das es dem Kind ermöglicht, in einem Sandkasten, dessen Maße genau dem menschlichen Blickfeld entsprechen, eine Welt – seine Welt – aufzubauen. Unter den vielen Gegenständen wählt es jene aus, von denen es besonders angesprochen wird, die ihm etwas bedeuten. Es formt im Sand Hügel, Tunnels oder Ebenen, Seen und Flüsse, gerade so, wie es eben aus seiner Situation heraus die Welt sieht, und läßt darin die Figuren so handeln, wie es sie in seiner Phantasie erlebt.

Das Kind ist also völlig frei in der Gestaltung, in der Wahl der Figuren und ihrer Verwendung. Aber so wie echte Freiheit immer eine Begrenzung voraussetzt, so setzt das auf den Menschen zugeschnittene Maß des Sandkastens dem Dargestellten eine Grenze, innerhalb deren sich die Wandlung vollzieht. Das Kind erlebt also ganz unbewußt das, was ich als den *freien und zugleich geschützten Raum* bezeichne. In ihm begibt sich nun, was ich an einigen Fällen darzustellen versuche. Es ist mir allerdings bewußt, daß meine Darstellung aus Rücksicht auf die Patienten gewisse Lücken aufweisen muß.

Christoph

Überwindung einer Angstneurose

An der Hand seines hochgewachsenen, bäuerlich aussehenden Vaters machte der 9jährige Christoph einen überaus zarten und ängstlichen Eindruck. Er kam jedoch meiner Aufforderung, mit mir ins Spielzimmer zu kommen, willig nach. Etwas zögernd, doch neugierig schaute er sich um. Kleine Löckchen kräuselten sich um seine blasse, ziemlich hohe Stirn. Das sollte ein Kind vom Lande sein? Nach einer Weile blieb sein Blick auf der kleinen «Käpselipistole» (Knallpistole) haften, die in einiger Entfernung von ihm lag. «Möchtest du damit spielen?» fragte ich ihn. Eine kurze, aber bestimmte Abwehrbewegung verriet mir, daß er davor Angst hatte.

Von seinem Vater hörte ich, daß die Schulbehörde ihn aufgefordert habe, den Knaben zu einem Psychologen zu bringen, da er immer wieder heimlich von der Schule fern blieb. Christoph verließ sein Zuhause pünktlich vor Schulbeginn und kam auch zur richtigen Zeit nach Schulschluß wieder nach Hause. Daher ahnte die Mutter zunächst nicht, daß er oft die Schule schwänzte.

Mit seinen Eltern und einem um zwei Jahre jüngeren Bruder wohnte Christoph abseits in ländlicher Umgebung. Sein Schulweg führte durch Wiesen mit Obstbäumen zur Dorfschule. Was mochte er in der Zeit, da die andern Kinder in der Schulstube saßen, getan haben? Niemand wußte es.

Sein Blick streifte den Sandkasten. «Hast du auch schon mit Sand gespielt?» «Ja, früher, das ist nur noch gut für meinen kleinen Bruder, ich bin schon zu groß dazu», antwortete er.

«Aber vielleicht hast du noch nie mit Figuren wie diesen hier» – ich zeigte ihm meine Sammlung – «im Sand gespielt.»

Das schien ihm einzuleuchten. Flink ging er ans Werk. In der Mitte entstand ein großer Hügel, und mit größter Sorgfalt höhlte er einen Tunnel aus, der von einer Seite zur andern gehen sollte. Er war erst befriedigt, als er hindurchschauen konnte. Dann wandte er sich den

Figuren zu. Ein kleines Haus schien ihm zu gefallen. Dieses setzte er in die linke untere Ecke. Daneben stellte er eine Schaukel. Alles zusammen zäunte er ein, ohne eine Öffnung für Ein- und Ausgang freizulassen. Auf den höchsten Punkt des Hügels pflanzte er eine hohe Pappel, und unter ihrem Schutz saß ein kleiner Junge auf einer Bank. Ein schmaler Fußpfad führte von der Anhöhe in die Ebene hinunter.

Nun wurde er plötzlich lebendig, suchte sich schwere Tanks, Soldaten und Waffen aus und stellte sie rings um und auf den Hügel. Ein Krieg sei ausgebrochen, sagte er. Soldaten belagerten den Hügel, Mitrailleure schossen durch den Tunnel, und die Tanks wurden zum Kampf bereitgestellt. Ja, er wünschte sogar, daß Bomber an der Zimmerdecke an Fäden aufgehängt würden, da der Hügel auch aus der Luft angegriffen werde. Der Knabe, der zu Beginn der Stunde so scheu und ängstlich um sich geschaut hatte, war wie von einem Fieber ergriffen, bis alles so war, wie er es wünschte! Daraufhin schaute er befriedigt auf sein Bild, versicherte sich, daß der Bomber sein Ziel nicht verfehle, und ehe er das Zimmer verließ, stellte er rasch eine Tankstelle an den Rand der linken Bildseite. Seine Wangen waren gerötet, als er seinem Vater entgegenging und ihn bat, zu sehen, womit er gespielt hatte.

Das Bild (Abb. 16) nun zeigt einerseits eine friedliche Situation, wie sie bei ihm zu Hause sein mochte: ein Haus, einen kleinen Garten, einen schaukelnden Knaben. Hier schien es ihm wohl zu sein. Gleichzeitig saß oben auf dem Hügel neben einem hohen Baum ein zweiter Knabe, mit dem sich Christoph wohl ebenfalls identifizierte.

Der tief in der nährenden Erde verwurzelte Baum, dessen Stamm gegen den Himmel wächst und sich zur Krone entfaltet – der im Frühling Blüten treibt, die im Herbst zu Früchten reifen – hat von jeher die Menschen beschäftigt. Sein Wachstum wird mit dem menschlichen Leben verglichen, und er wird in vielen Kulturen als Lebensbaum dargestellt. In seinem Schatten sucht der Mensch Schutz, und seine Früchte stillen Hunger und Durst. So verkörpert er auch die schützenden und nährenden Elemente.

Der Knabe träumte dort oben auf dem Hügel und sehnte sich im Schutz dieses Baumes nach der Entfaltung seiner Begabungen, die ihm erlauben würden, einen gebührenden Platz in der Welt einzunehmen. Doch der Krieg, der um den Hügel tobte, bedrohte diesen Wunschgedanken. Die Außenwelt erschien ihm als unüberwindbarer Gegner; ängstlich zog er sich in seinen Temenos, den umhegten Raum seines Heims, zurück.

Als ich seinen Hügel betrachtete, erinnerte mich dessen Form unwillkürlich an die Wölbung des Leibes einer schwangeren Frau, und ich fragte mich, weshalb wohl gerade der Hügel das Ziel jener Attacken war. Könnte es sein, daß die Mutter eine unglückliche Schwangerschaft durchgemacht hatte? Suchte der Knabe einen andern weiblichen Schutz als den seiner leiblichen Mutter, daß er sich unter den Baum auf den Hügel setzte? Ein Gespräch mit der Mutter, so schien mir, könnte aufschlußreich sein.

Sie erzählte mir, als Tochter von Bauern hätte sie ein hartes Leben gehabt. Oft fühlte sie sich nicht wohl, hatte Leibschmerzen, doch wurde diesen nicht viel Beachtung geschenkt. Vielmehr wurde sie oft als faul gescholten, wenn sie sich unpäßlich fühlte. Aber Schmerzen hatten sie fast immer begleitet, auch dann, als sie sich verheiratete. Sie fürchtete sich daher vor einer Schwangerschaft und brauchte die Versicherung von verschiedenen Ärzten, sie könne ohne Bedenken einem Kind das Leben schenken. Doch kaum fühlte sie sich schwanger, wurde sie von großer Angst befallen; der Gedanke an die Geburt schien ihr fast unerträglich. Wiederum brauchte sie die Betreuung durch einen Arzt, bis sie getröstet der Geburt entgegensehen konnte. Diese verlief soweit normal. Doch kaum fühlte sie die Verantwortung für das kleine Wesen, unseren Christoph, wurde sie wiederum von Ängsten geplagt.

So war anzunehmen, daß der Bub wirklich nie Geborgenheit bei der Mutter gefunden hatte. Es wäre sogar denkbar gewesen, daß sich die Ängste der Mutter auf das Kind übertragen hatten.

Zudem hatte der kleine Christoph reichlich Pech gehabt in seinem jungen Leben. Mit kaum zwei Jahren steckte er sein Fingerchen in eine elektrische Steckdose, was ihm einen Schock versetzte. Noch bevor er in die Schule ging, mußte er sich der Operation einer Darmhernie unterziehen. Auch diese Erfahrung schien ihn sehr eingeschüchtert zu haben. Die Mutter erzählte mir, daß er vor Spritzen große Angst habe, auch daß er den weißen Mantel des Arztes scheue.

Er habe Angst vor dem Dunkeln und fürchte sich, am Abend allein sein Schlafzimmer aufzusuchen, das einen Stock höher lag.

Als er im zweiten Schuljahr einen Lehrer bekam, der die Kinder mit ziemlich rauher Hand anfaßte, dehnte sich begreiflicherweise Christophs Angst auf den Lehrer aus. Dies mochte dazu geführt haben, daß er von Zeit zu Zeit der Schule fern blieb. In jener Zeit fing er auch an, der Mutter kleine Dinge zu entwenden, vor allem Süßigkeiten.

Es ging nun zunächst darum, dem Knaben die Sicherheit zu geben, die ihn befähigen würde, den Unbilden des Lebens zu trotzen.

In seinem Bild hatte er selbst dargestellt, daß er Geborgenheit außerhalb des Zuhauses suchte. Er sah sich oben auf dem Berg im Schutz des Baumes, er suchte eine symbolische Mutter. Andrerseits stellte der Baum auch ein Symbol des Selbst dar. Er verkörpert nicht nur das Weiblich-Mütterliche, sondern sein gerader Stamm hat auch phallische Bedeutung. Damit ist er ein Träger der sich vereinigenden Gegensätze. Prognostisch gesehen konnte ich hoffen, daß eine Zentrierung der in der Natur des Knaben angelegten Kräfte möglich würde. Auch freute ich mich, daß Christoph im letzten Moment ganz links an den Rand des Bildes eine Tankstelle gesetzt hatte. Neue Energien konnten im Unbewußten getankt werden!

Sehr bald, schon nach der zweiten Stunde, schien er sich bei mir sehr wohl zu fühlen. Er bestimmte, welche Spiele gespielt werden sollten. Ein kleiner Kaufladen übte zuerst die größte Anziehungskraft aus. Christoph wollte bei mir einkaufen kommen. Da waren Früchte aller Art, Spezereien und Süßigkeiten. Orangen wurden in großen Mengen gekauft. Kein Wunder, daß die leuchtende Kugel, die im Innern eine süße, saftige Frucht birgt, und Keime, die neues Leben bedeuten, für den Knaben das waren, was sein Unbewußtes anstrebte.

Das friedliche Spiel nahm eines Tages dadurch ein jähes Ende, daß Christoph plötzlich einen Überfall auf den Laden inszenierte. Der Junge war der Angreifer, und ich wurde zum Polizisten bestimmt, der ihn suchen mußte. Christoph hatte großen Spaß, sich in unserem alten Haus, das viele Verstecke hat, so zu verbergen, daß ich ihn lange suchen mußte. Oft verlängerte ich die Suche absichtlich, um ihm zu zeigen, wie gut er sich versteckt hatte. Wollte Christoph mit diesem

Spiel nicht, daß ich sein Verborgenes aufdecken sollte? Er wollte ernstgenommen, er wollte gesucht werden.

Einmal verriet er mir, daß er, wie sein Vater, gern zeichne. Er wollte auf die große weiße Tafel (2,50×1 m) zeichnen. Doch wie erstaunt war ich, daß er trotz seines Wunsches, die große Fläche benützen zu dürfen, nur ganz unten in der Ecke ein kleines Männchen hinmalte. Ja, noch so klein war sein Ich!

Nach einem Monat machte er ein zweites Sandbild. Wiederum saß ein Knabe auf einem Hügel, an dessen Fuß sich ein kleines Dorf ausbreitete. Enten und Hühner spazierten auf dem Dorfplatz herum. Plötzlich aber verwandelte er den Dorffrieden in Krieg, indem er das ganze Dorf mit kämpfenden Soldaten besetzte. Auch blieben Autos und ein Zug im Berg stecken.

Durch das Bild wurde deutlich, daß in dem vergangenen Monat kaum ein Fortschritt erzielt worden war.

Trotzdem wurde Christoph immer kühner. Er begann sogar, sich für die Käpselipistole zu interessieren. Was man damit machen könne, wollte er wissen. Erst zeigte ich ihm, wie sie in die Hand zu nehmen sei, so daß man abdrücken könne. Doch schließlich wollte er auch den Lärm hören. Ich sollte schießen, und er würde ganz weit weg stehen und sich die Ohren zuhalten. Zwei-, dreimal schaute und hörte er zu, dann wollte er das Ding selber betätigen. Immer lauter sollte es tönen. Zuletzt landeten wir im Keller, wo er auf dem Steinboden unzählige «Käpseli» zum Platzen brachte. Ich konnte nicht genug davon bereithalten, und je größer der Lärm, desto mehr Freude zeigte er.

Es vergingen beinahe vier Monate, bis er wieder ein Sandbild ausführte. Mit den Händen zeichnete er breite Straßen in den Sand, auf denen Wagen zirkulierten. Im Gegensatz zu den ersten Bildern erschien dieses leer und nichtssagend. Jedoch war es das erste Mal, daß den Wagen keine Hindernisse in den Weg gelegt wurden, sie konnten sich frei bewegen. Die gestaute Libido war im Begriff, in Fluß zu kommen! Es sollte nun nicht mehr lange dauern, hoffte ich, bis ein Fortschritt auch in seinem Leben sichtbar würde.

In der nachfolgenden Stunde zeichnete er wiederum auf die große Wandtafel. Diesmal füllte er beinahe den ganzen Raum aus, der ihm zur Verfügung stand. Das Bild stellte ein Skirennen dar. Viele Menschen säumten die Piste und schauten einem Skifahrer zu, der zu Tal sauste.

Diese Darstellung verstärkte meinen Eindruck, daß die im Unbewußten festgehaltenen Energien in Bewegung kamen und zudem einem Ziel zustrebten. Die Außenwelt, die er zuerst in den kämpfenden Soldaten als das große Hindernis für seine Entwicklung empfunden hatte, verwandelte sich hier in die zuschauende Menge, die den Leistungsfähigen (Skifahrer) bewunderte. Es war mir ganz klar, daß in dem zart aussehenden Jungen ein beträchtlicher Ehrgeiz verborgen war.

Allerdings konnte man noch nicht annehmen, daß Christoph zu diesem Zeitpunkt schon fähig gewesen wäre, über diese Energien zu verfügen. Aber ich war erfreut über die Wahrnehmung, daß der heilende Einfluß auf die Psyche sich durchzusetzen begann. Der schwache Strich, mit dem die Zeichnung ausgeführt war, verriet mir, daß die zu erklimmende Stufe wohl angedeutet war, aber noch in der Zukunft lag. Meine Beobachtungen haben ergeben, daß es meistens sechs bis acht Wochen dauert, bis eine eben aus dem Unbewußten sichtbar gewordene Situation sich im äußeren Leben durchsetzen kann. Am Anfang ist sie zart wie ein eben der Erde entsprossener Grashalm und braucht behutsame Pflege.

Mit größerer Zuversicht erwartete ich Christoph zur nächsten Stunde.

Er kam eine Woche später, doch sein Gesichtsausdruck machte mir Sorgen. Seine Haut schien blasser denn je, und die Augen schauten ängstlich drein. Was mochte geschehen sein? Ich begrüßte ihn mit der Frage, «wie es ihm ginge?». «Nicht gut», antwortete er, «ich habe soeben ein Unglück gesehen.»

Christoph, der jeweils eine Strecke mit dem Zug fahren mußte, um zu mir zu kommen, hatte beobachtet, wie ein Postbeamter, der die Paketpost zum Zug bringen mußte, von seinem Wagen fiel, als der Zug sich in Bewegung setzte. Er blieb völlig unversehrt, doch die wenigen Sekunden der Ungewißheit, ob dem Postbeamten etwas Schlimmes geschehen sei, genügten, um die Sicherheit, die eben im Begriff war, sich in dem Knaben durchzusetzen, zu zerstören.

Dies wurde mir nur allzu deutlich aus dem Sandbild, das er an jenem Tag unter der Schockwirkung ausführte (Abb. 17).

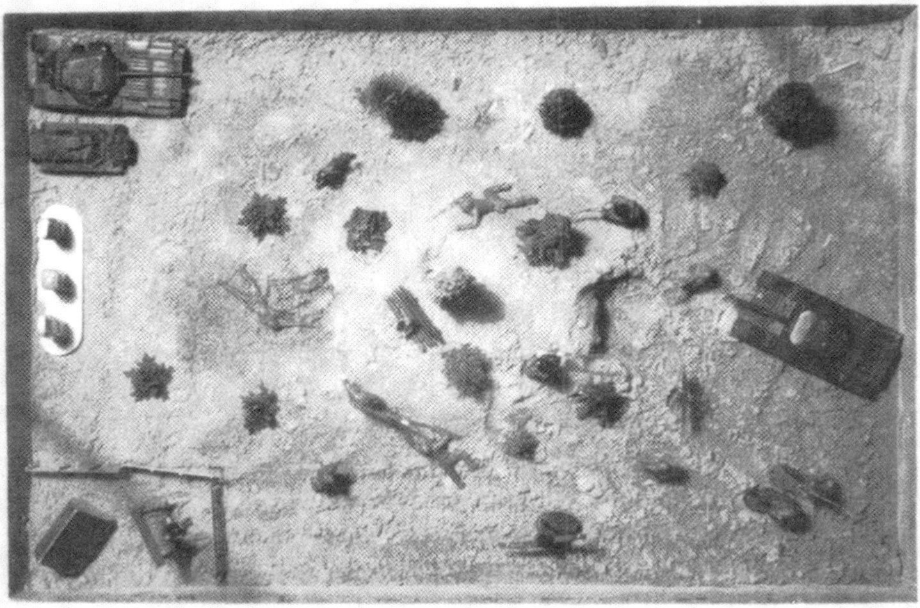

16

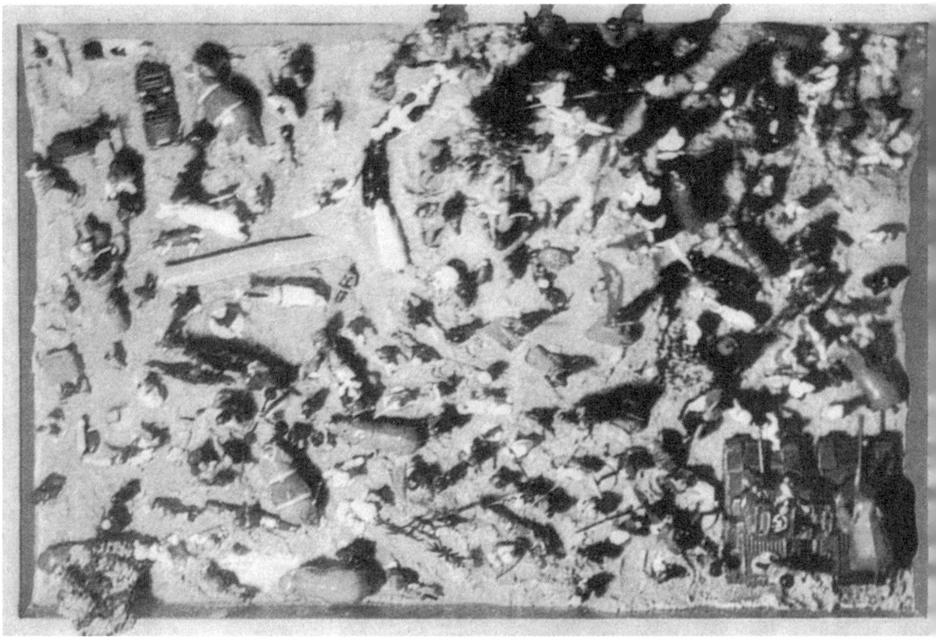

17

18

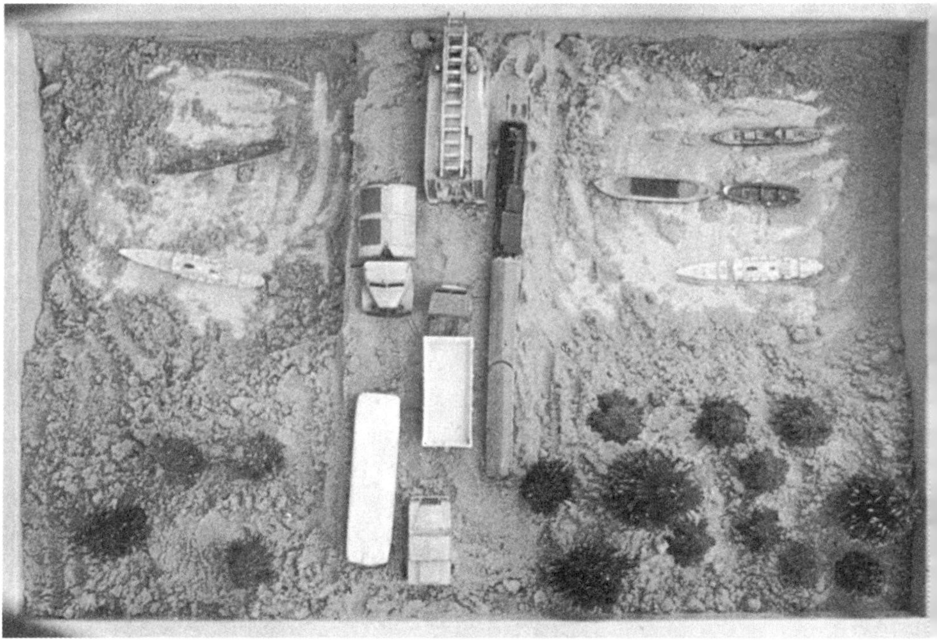

Völlig wahllos wurden die Figuren in den Sand gestellt. Tanks, Soldaten, Tiere, domestizierte und solche aus den Steppen und dem Urwald, füllten den Sandkasten bis zum Rand, ohne jegliche Anordnung. Ein Zug blieb im Sand stecken. Das Ganze erinnerte mich an die Bilder von Schizophrenen, und in meinem Kummer über den allzu großen Rückschlag, den der Knabe soeben erlitten hatte, suchte ich nach positiven Elementen. Da war links unten ein kleiner Teich. Davor saßen, vom Chaos abgewandt, ein kleiner Knabe und eine Frau neben einem großen blühenden Baum. Von den vielen Tieren war ein Elefant das einzige, das sich dem Wasser zuwendete, um zu trinken.

Christoph sagte dazu: «Ich möchte in einer solchen Welt nicht leben.» Schutz suchte er in der therapeutischen Situation, die er in dem Kind und der Frau dargestellt hatte. Er hatte schon erfahren, daß hier Sicherheit war und daß er aus unbekannten Quellen (seinem eigenen Unbewußten, das durch das Wasser symbolisiert wurde) neue Kräfte bekam. Auch hier verkörperte ein Baum, diesmal ein blühender, das Selbst, das den Wachstumsprozeß dirigiert. Der Elefant, den man hier als zur Gruppe gehörend ansehen konnte, stand wohl für die hohen Ansprüche, die der Knabe in sich trug.

Tiere stellen verschiedene Aspekte der menschlichen Instinkte dar, zugleich aber auch ihren Sinn. Der Elefant verfügt über eine hohe Intelligenz und hilft dem Menschen bei seiner Arbeit im Urwald. In Indien ist er heilig, da er nach der Sage der Erzeuger Buddhas ist. Somit verkörpert er unter anderem die vorbewußte Tierform der Erlösergestalt.

Damit, daß Christoph ausgesprochen hatte, er möchte in einer solchen Welt nicht leben, hatte er der Hoffnung auf Erlösung bereits Ausdruck gegeben, die er völlig unbewußt in der kleinen Gruppe um den Teich symbolisch dargestellt hatte. Freilich schien die Übermacht des chaotischen Zustandes, in dem er sich befand, noch allzu mächtig.

Zu jenem Zeitpunkt hatte Christophs Lehrer mit mir Kontakt aufgenommen. Von ihm erfuhr ich die erfreuliche Tatsache, daß Christoph der Schule nicht mehr ferngeblieben sei. Jedoch hätte er große Mühe, mit seinen Altersgenossen im Lernen Schritt zu halten. Daher machte der Lehrer den Vorschlag, Christoph einer Spezialklasse zu übergeben. Ich fürchtete, daß dies bei dem Jungen einen neuen Schock auslösen könnte. Sein Ehrgeiz, der im Unbewußten schlummerte und in seinen Bildern so stark zum Ausdruck gekommen war, würde zum mindesten verletzt werden. Auch könnte diese Maßnahme das Wenige, das Christoph an Sicherheit gewonnen hatte, wieder zerstören.

Ich bat den Lehrer, Geduld zu haben und wenn irgend möglich Christoph in der Klasse zu behalten. Es schien mir in diesem Augenblick entscheidend, dem Jungen jede Gelegenheit zu geben, psychisch stärker zu werden. Gerade in dieser kritischen Situation war es mir ein Anliegen, das Gewonnene, das wieder zu verschwinden drohte, zu retten und weiterzuentwickeln.

In der Therapie ging es nun in vermehrtem Maße darum, Mittel zu finden, um Christoph das erschütterte Selbstvertrauen zurückzugeben.

Als er zur nächsten Stunde kam, entdeckte er eine elektrische Lokomotive, die nicht mehr fuhr. Diese wollte er auseinandernehmen, um herauszufinden, warum sie außer Funktion sei, und sie dann reparieren. Schon ältere Buben als er hatten das zu tun versucht, jedoch ohne Erfolg. Dennoch ließ ich ihn gern gewähren.

Mit größter Sorgfalt löste er die Schräubchen und einzelne Elemente und legte sie schön geordnet auf dem Tisch vor sich hin. Ich bewunderte seine manuelle Geschicklichkeit, wie er die kleinen und kleinsten Teilchen anfaßte und nebeneinanderlegte. Am Ende der Stunde lagen sie alle da, in Reih und Glied. Aber würde es Christoph möglich sein, sie wieder in der richtigen Reihenfolge zusammenzusetzen? Er bat mich, die Elemente so liegen zu lassen, wie er sie hingelegt hatte.

Die beiden nächsten Stunden saß Christoph am Tisch, intensiv mit dem Bau der kleinen Lokomotive beschäftigt. Von Zeit zu Zeit wurde sie auf die Probe gestellt, und immer wieder, da sie nicht funktionierte, wurde etwas daran geändert. Plötzlich, o Wunder, bewegte sie sich! Das war eine Freude! Schnell wurde auf dem Fußboden eine Anlage gebaut.

Nun befand ich mich viele Stunden am Boden mit dem kleinen Jungen, der mich über Weichenstellen, Zuganhalten usw. instruierte. Da ich ohnehin in diesen Dingen nicht sehr bewandert bin, ließ ich mich von ihm anleiten. Dies machte ihm sichtlich Spaß, und wenn ich einmal etwas vergaß, zum Beispiel die Weichen zu stellen, so gab ihm das Gelegenheit, mich zu korrigieren. Er wurde bei diesem Spiel zu meinem Lehrmeister und wuchs in eine neue Rolle hinein. Da konnte *er* etwas, wo *ich* noch zu lernen hatte!

Nach fünf Wochen intensiven Spielens schlug ich ihm vor, ein Sandbild zu formen. Christoph war sofort dabei. Eine breite Brücke führte aus einem bewaldeten Gebiet über einen Fluß, auf dem Schiffe in beiden Richtungen dahinfuhren. Auf der Brücke selbst war reger Verkehr. Da bewegte sich ein Zug, und Autos sausten hin- und herüber (Abb. 18).

Sehr viele Kräfte und neue Energien waren aus dem Unbewußten – das im Wald angedeutet war – in Fluß gekommen. Und bei näherem Zusehen trugen einige der Fahrzeuge eine ordnende Funktion: die Polizei, der Feuerwehrwagen, der auszieht, um den Brand zu löschen, auch der Abfuhrwagen, der die Abfälle beseitigt. Ordnende Kräfte waren in Bewegung geraten und hatten den chaotischen Zustand, der im vorangegangenen Bild zum Ausdruck gekommen war, aufgelöst. Da der Verkehr sich sowohl auf dem Wasser als auch zu Lande in beiden Richtungen bewegte, deutete er auf die völlig freigewordenen, jedoch in Ordnung fließenden Kräfte hin, die die Verbindung vom Unbewußten zum Bewußtsein und umgekehrt herstellen. In diesem Moment konnte ich annehmen, daß eine gesunde psychische Entwicklung im Gange war.

Im übrigen schien mir der Junge ein geborener kleiner Elektriker zu sein; mit so viel Geschicklichkeit hatte er die Eisenbahn repariert, das Spiel damit durchgeführt und durch alle möglichen kleinen elektrischen Einzelheiten bereichert. Um ihm bei sich zu Hause das Alleinsein mit seinem Bruder im oberen Stockwerk zu erleichtern, wies ich ihn an, eine kleine Morseanlage von einer Etage zur andern einzurichten. Dies geschah zur Freude von Eltern und Kindern – sie konnten sich nun gegenseitig Zeichen geben.

In meiner Praxis gab ich ihm den Auftrag, das elektrische Licht in meinem dreistöckigen Puppenhaus zu installieren. Da das Haus das Symbol für das Innere des Menschen ist, beabsichtigte ich damit, dem Knaben den inneren Lebensraum symbolisch zu erleuchten.

Wiederum war Christoph begeistert bei seiner Arbeit. Mit viel Überlegung wurden die kleinen Drähte gezogen, winzige Beleuchtungskörper und Schalter angebracht, bis nach etlichen Stunden Arbeit das Licht in sechs Räumen ein- und ausgeschaltet werden konnte.

Das Erstaunen über Edisons Erfindung der elektrischen Glühbirne im letzten Jahrhundert konnte kaum größer gewesen sein als die Wirkung auf den kleinen Christoph, als auf einmal alle Räume im Puppenhaus erleuchtet werden konnten. Zudem war es sein Werk!

Dies gab den Impuls zu einem weiteren Sandbild (Abb. 19).

Um einen kleinen Hügel im Zentrum, auf dem ein Musikant mit einer Handharmonika saß, zirkulierten in beiden Richtungen, d. h. die einen von rechts nach links, die andern von links nach rechts, Zirkusfiguren in einem geschlossenen Kreis. Da waren römische Kampfwagen, Elefanten, Tiger und Pferde, auch Clowns und ein Akrobat. Links und rechts außen waren die Zuschauer postiert.

Das Selbst, das in der vorangehenden Darstellung durch Wasser, Brücke und Transportmittel in quadratischer Form angedeutet war, hatte sich nun klar und deutlich zu einer Circumambulatio um ein Zentrum entwickelt!

Um meine Ergriffenheit über dieses Ereignis deutlich zu machen, möchte ich näher auf die Symbolik der Circumambulatio eingehen:

«Circus» bedeutet Ring, Kreis. Der Circus im antiken Rom diente hauptsächlich den Römischen Wagenrennen, später auch den Tierkämpfen, und während der Christenverfolgungen wurden auch Christen zu den Tierkämpfen in der Arena verurteilt.

War es möglich, daß der 9jährige Knabe Näheres über Römische Wagenrennen wußte? Bestimmt nicht. Weit weg von der Stadt, in einfachen Verhältnissen lebend, hatte er nicht einmal Gelegenheit gehabt, eine Zirkusvorstellung zu besuchen. Gehört hatte er vielleicht schon davon; da es aber in den heutigen Zirkusvorstellungen nicht üblich ist, römische Kampfwagen einzusetzen, mußte es sich hier um einen Archetypus handeln. Viel eher war es möglich, daß man ihm schon von dressierten Tieren wie Elefanten und Tiger erzählt hatte, die hier zusammen mit den Pferden in dem Sandbild eine Kreisbewegung ausführten.

In deren Mittelpunkt war ein Musikant, der, wie Christoph sagte,

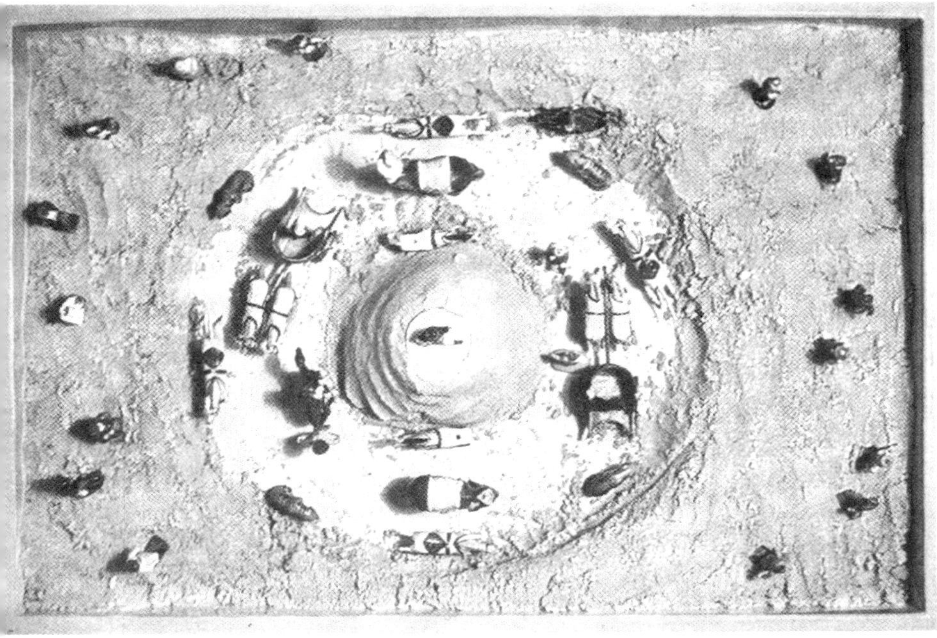

19

20

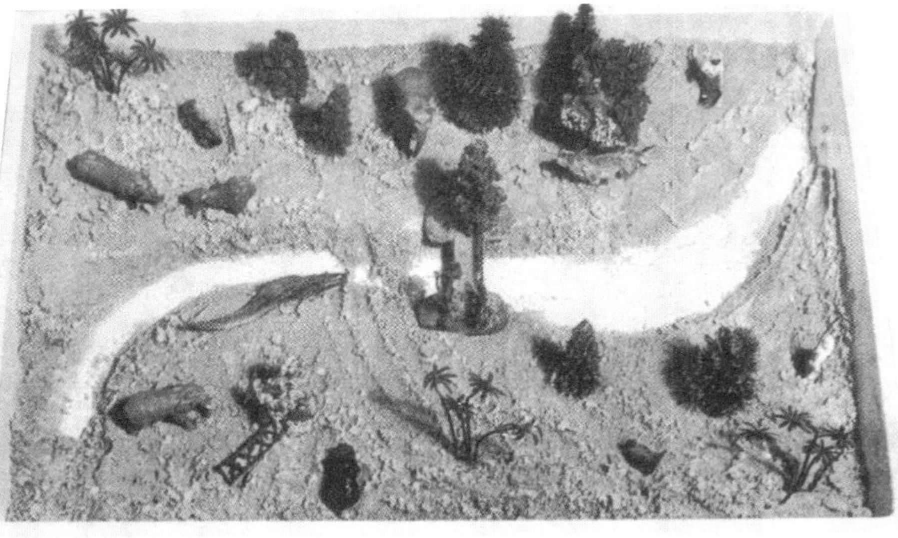

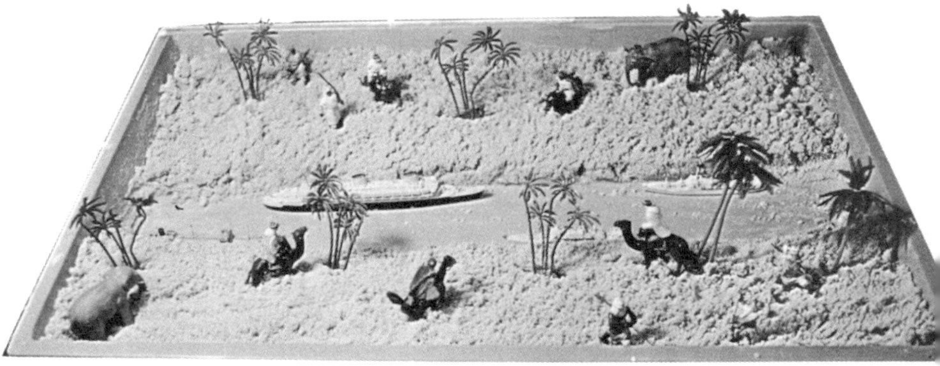
21

22
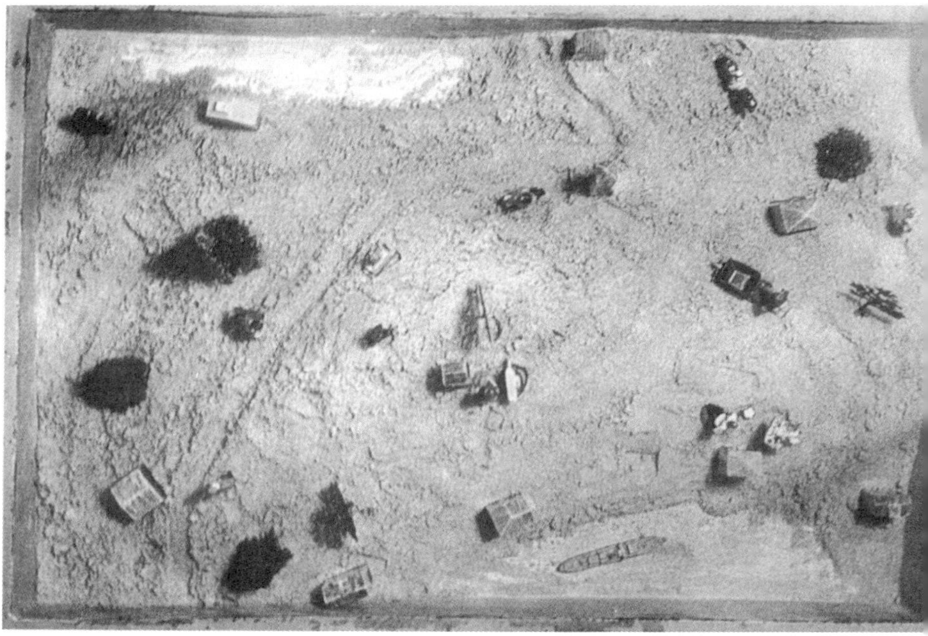

zur Freude aller Beteiligten Musik machte. In unserem Bild handelte es sich daher deutlich um eine Konzentration auf die Mitte hin. Bei näherem Zusehen war zu erkennen, daß die beiden äußeren Kreisbewegungen sich von rechts nach links (also gegen den Uhrzeiger) bewegten, was psychologisch einer Bewegung zum Unbewußten hin gleichkommt, während die inneren Figuren einen Kreis von links nach rechts (also mit dem Uhrzeiger, also in der Richtung zum Bewußtsein) beschrieben.

Da wir nun wissen, daß eine Zentrierung im Menschen einer numinosen Erfahrung gleichkommt, d. h. einer Berührung mit den dem Menschen innewohnenden religiösen Kräften, so scheint vielleicht auch der Vergleich mit der dreifachen Kreisbewegung des Priesters mit dem Weihrauchfaß (zweimal von rechts nach links und einmal von links nach rechts) über der Opfergabe nicht zu weit hergeholt. Die Opfergabe (in der katholischen Messe) ist geweiht und wird zur eigentlichen Wandlung vorbereitet. Das Bild des Knaben stellte sicherlich eine Zentrierung mit der Bedeutung der Wandlung dar. Hier kam in erschütternder Weise in anscheinend unbedeutendem Spiel die archetypische Funktion der heilenden Psyche zum Ausdruck. War es tatsächlich möglich, daß die negativen Kräfte, die in unserem Bild an die Römischen Wagenrennen und die Tierkämpfe erinnerten, im Begriff standen, sich in einem noch unbewußten, aber tief religiösen Geschehen zu wandeln?

Der Kreis an sich und die Umkreisung der Mitte im Besonderen hatte auch in andern Kulturen göttlichen Charakter. Jung spricht davon in *Psychologie und Religion:* «Seit alters her ist Kreis und Mittelpunkt ein Gottessymbol, das die Ganzheit des inkarnierten Gottes veranschaulicht: der einzelne Punkt im Zentrum und die vielen der Peripherie.» Und weiter: «Psychologisch bedeutet diese Anordnung ein Mandala und damit ein Symbol des Selbst, auf das nicht nur das einzelne Ich, sondern zugleich mit ihm noch viele andere Gleichgesinnte oder Schicksalsverbundene ausgerichtet sind. Das Selbst ist ja kein Ich, sondern eine diesem übergeordnete Ganzheit, die Bewußtsein und Unbewußtes umfaßt. Da aber letzteres keine bestimmbaren Grenzen besitzt und zudem in seinen tieferen Schichten kollektiver Natur ist, so kann es auch nicht von dem eines Individuums unterschieden werden. Infolgedessen bedeutet es die Einheit der Vielheit, den *einen* Menschen in allen.»

Um sich vor einem Auseinanderfallen, wie sie die Darstellung in Abb. 17 befürchten ließ, zu schützen, war es dem Knaben in der Übertragungssituation, die eine Mutter-Kind-Einheit bewirkte, gelungen, einen Temenos in seinem Innersten zu schaffen. Von diesem geschützten Raum aus sollte es ihm nun möglich werden, sich mit der Außenwelt auseinanderzusetzen. Wenn wir uns an das erste Bild erinnern, so waren dort Innen und Außen auseinandergefallen: Im Schutze seines Heims war es ihm wohl, oben auf dem Hügel fühlte er sich entsetzlich bedroht.

Symbolisch hatte er nun die Zentrierung dargestellt, die sich beim Kind normalerweise im 2. oder 3. Jahr manifestiert. Von hier aus sollte sich nun ein gesundes und starkes Ich entwickeln.

Neben kleinen künstlerischen Arbeiten wie Malen und Modellieren begann er zu basteln. Er zeigte auch hier wieder handwerkliches Geschick und ließ zudem einen recht guten Farbensinn erkennen. In einer solchen Phase gebe ich dem Kind immer in vermehrtem Maß Gelegenheit, schöpferisch tätig zu sein. Es geht dabei nicht darum, vollendete Kunstwerke zu schaffen, sondern darum, den eigenen Ideen Ausdruck zu verleihen.

Die von Neumann erwähnte Entwicklungsstufe beim Kleinkind sollte in der Behandlung nachgeholt werden. Auch im späteren Alter zeigt sich diese erste Phase auf der vegetativen, animalischen Ebene. Dabei entstehen meistens Bilder mit Darstellungen von Vegetation und von Tieren.

So war es auch bei Christoph.

Das nächste Bild zeigte eine Urwaldsituation (Abb. 20). Ein Fluß zog sich zwischen natürlichen Ufern mitten durch ein bewaldetes Gebiet. Eine von Tieren begangene Furt und eine Brücke verbanden die beiden Ufer. Tiere bewegten sich zum Wasserlauf, um zu trinken. Rechts außen, auf beiden Seiten des Wassers, stand je ein Marokkaner.

In diesen beiden dunklen Menschen sah ich das Ich, das sich auf einer tief im Unbewussten ruhenden – durch den Urwald dargestellten – Instinktstufen abzuzeichnen begann.

Im täglichen Leben zeigte sich Christoph immer selbständiger, sein Ehrgeiz begann sich mehr und mehr durchzusetzen. Gute Noten wurden wesentlich. Ich wurde eingeladen, am Examen teilzunehmen, um mich von seinen Fortschritten selbst zu überzeugen.

Es dauerte nicht allzu lange, bis auch diese weitere Auseinandersetzung mit der Umwelt in einem Bild zum Ausdruck kam (Abb. 21).

Während in der vorangegangenen Darstellung das Wasser sich zwischen natürlichen Ufern bewegt hatte, wurde es hier in einen von Menschenhand erstellten Kanal geleitet. Schiffe bewegten sich nach beiden Richtungen. Hüben und drüben waren kämpfende Soldaten, dunkle Menschen, die den Kampf um den Suezkanal austrugen, wie Christoph sagte. An Stelle der dunkleren Bäume, die an den Urwald erinnerten, wuchsen hier Palmen, die im Nahen Osten und im südlichen Europa wachsen. Auch Elefanten waren mit dabei.

Eine Urwaldszene, wie sie vielleicht in Afrika zu finden wäre, entspricht psychologisch gesehen einer tieferen seelischen Schicht als eine Szene, die sich im Nahen Osten abspielt. Deshalb war anzunehmen, daß sich in dem Knaben nun die Ich-Entwicklung bereits deutlicher durchzusetzen begann. Außerdem fand der Kampf um einen von Menschen geschaffenen Kanal statt, um ein wissenschaftlich ausgearbeitetes Werk. Es lag daher nahe, daß ich den Knaben in diesem Zusammenhang in allem unterstützte, was ihm auch im späteren Leben für seinen Beruf nützlich sein konnte. Er baute u. a. auf eigene Initiative eine kleine Drahtseilbahn, die das Haus seines Freundes mit dem seinigen verband. Doch wurden alle Pläne und Ausführungen mit mir besprochen, und ich bot ihm Hand zur praktischen Durchführung. Die Drahtseilbahn bedeutet ja auch eine symbolische Verbindung mit der Außenwelt, deren er so sehr bedurfte für sein weiteres Leben.

Die Schule, die Christoph anfänglich so viel Kummer bereitet hatte, wurde nun beinahe problemlos. Er übte sich mit Ausdauer selbst in jenen Fächern, die ihm am meisten Mühe bereiteten. Die Klippe der drohenden Versetzung in eine Spezialklasse hatte er längst umsegelt, und wenn er auch kein glänzender Schüler war, so stand ihm nun doch die Vorbereitung für eine spätere Berufslehre offen.

Das letzte Bild, das er in der Therapie ausführte, stellte den Hügelzug dar, der den Zürichsee vom Greifensee trennt (Abb. 22). Die einzelnen Häuser standen für die Dörfer, die danebenstehenden Menschen für deren Bewohner. Eine Straße überquerte in Windungen den Hügel. An der höchsten Stelle, sozusagen auf der Paßhöhe, saß ein Knabe. Er saß dort in völliger Freiheit auf dem Hügel, in der Gegend, wo sich sein wirkliches Zuhause befand.

Die Anpassung an die Welt ist hier vollzogen. Das Bild stellt in gewandelter Form diejenigen Kräfte dar, die im Initialbild in den Aggressionen zum Ausdruck gekommen waren und das Kind in seiner Entwicklung gehindert hatten. Dort, wo damals kämpfende Soldaten den Hügel belagert und den Knaben auf seiner Bank unter der Pappel bedroht hatten, waren nun Menschen dargestellt, die in Freiheit ihrer Arbeit nachgehen konnten. Der Knabe selbst, der sich im ersten Bild einerseits in seiner engsten Heimsituation, anderseits umgeben von Kriegsgetümmel gesehen hatte, wartete nun auf dem Hügel, am Rand der Straße auf den Autobus, der ihn, wie er sagte, in die weite Welt führen würde.

Kim

Heilung einer Lernhemmung

Von Kim, dem 12jährigen, wußte ich, daß er nichts aus seinem Leben machen konnte. Sein Vater beschrieb ihn als einsam, ohne Freunde, in sich zurückgezogen und oft gelangweilt. Spiele interessierten ihn seit frühester Kindheit nicht. Zuweilen soll er ein Buch gelesen haben, aber ohne großes Interesse. Im Umgang mit Erwachsenen paßte er sich ohne weiteres an.

Seine Kleidung war immer korrekt, und mit seinem stets gut gekämmten Haar machte er einen adretten Eindruck. Aber Kims Vater war bekümmert. Die ersten Schuljahre waren ohne große Schwierigkeiten vergangen. Doch schloß sich Kim immer mehr von den gleichaltrigen Kameraden ab, und zuweilen stellten sich auch Lernhemmungen ein. Er wurde auf seine Intelligenz getestet und für gut durchschnittlich begabt befunden. Er wurde in Therapie gegeben, jedoch ohne den erwarteten Erfolg, und der Therapeut riet, ihn in ein Internat zu bringen: dort, so hoffte man, würde es ihm leichter fallen, Freunde zu finden, in deren Gesellschaft er sich in sportlichem Tun seinem Alter entsprechend tummeln könnte.

Der Vater aber wollte sich nicht von seinem Sohn trennen, an den er sich klammerte, nachdem ihm seine Frau vor etlichen Jahren gestorben war.

Und hier nun beginnt die eigentliche Geschichte von Kim. Im zarten Alter von zwei Jahren verlor er seine Mutter. Eine Kinderschwester übernahm seine und seines um etwa ein Jahr jüngeren Bruders Pflege. Während sechs Jahren nahm sie sich der Jungen wie eine Mutter an und wurde von beiden geliebt. Der Vater indessen litt sehr unter dem Verlust seiner Frau. Die Zeit heilte seine Wunden nicht, sie vertiefte sie. Er verließ den Ort, an dem er seine Familie gegründet hatte, und seine Arbeit. Schlimmer noch, er konnte sich für kein neues Arbeitsfeld entschließen. Eine ständige Unruhe hatte sich seiner bemächtigt. Unruhe bedeutet Unsicherheit, und wie hätte er in diesem Zustand den kleinen Knaben die so notwendige Sicherheit geben können? Nachdem der jüngere Sohn auf Anraten eines Therapeuten in einem Internat untergebracht worden war, bemühte sich der Vater, im Zusammensein mit seinem älteren Sohn doch noch einen Familienzusammenhang zu erhalten. Das ist ein menschlich unbedingt verständlicher Wunsch, dem meines Erachtens wenn irgendwie möglich entsprochen werden sollte.

Kim war inzwischen zwölf Jahre alt geworden und, seiner Intelligenz und Begabung entsprechend, der ersten Gymnasialklasse zugeteilt. Er war kein glänzender Schüler; insbesondere das Latein schien ihm Mühe zu bereiten.

Die bekümmerte Frage seines Vaters an mich war: Wird mein Sohn fähig sein, das Gymnasium zu durchlaufen, ohne daß ich mich von ihm trennen muß?

Es wäre von einem Therapeuten zu viel verlangt, eine solche Frage mit ja oder nein zu beantworten. Nichts ist komplexer, nichts ist zarter und mehr Einflüssen ausgesetzt als die Psyche. Aber die Entfaltung ihrer Kräfte liegt dort, wo ein freier und doch geschützter Raum hergestellt ist. Dann allein werden ihre Möglichkeiten sichtbar, die uns oft wie ein Wunder anmuten. Die Psyche trägt eine Tendenz zur Heilung in sich. Dem Therapeuten ist die Aufgabe gestellt, dafür den Weg zu bereiten. Es wäre aber völlig vermessen zu behaupten, daß dieser Weg in jedem Fall gefunden werde. Doch solange die Möglichkeit einer Heilung gegeben scheint, ist jeder Fall eines ernsten Versuches wert.

Als Kim zum ersten Mal meinen Therapieraum betrat, hatte ich den Eindruck, daß er gar nicht richtig jung sei und daß das, was sein wirkliches Leben ausmachte, tief im Innern vergraben war.

Etwas fragend, doch sehr höflich, begrüßte er mich. Nichts schien ihn aus seiner korrekten Haltung bringen zu können. Sicher für mich war, daß er zunächst nicht spielen würde. Ich hätte nicht einmal gewagt, ihn dazu aufzufordern. Das hätte ihn nur unzugänglicher gemacht und in ihm das Gefühl seiner Würde angetastet.

Wir sprachen von der Schule, vom Latein, und als ich mich eine Weile mit ihm darüber unterhalten hatte, begann er zu gähnen. Das war der beste Ausdruck für seinen völligen Mangel an Interesse. Es war daher sicher, daß Nachhilfestunden nichts helfen würden, daß auch eine Veränderung des Milieus nicht wesentlich zu einer Besserung der Lage beitragen könnte. Diese Lustlosigkeit war der Ausdruck einer einseitigen Entwicklung, deren Ursache erst gefunden werden mußte.

Als er zur zweiten Stunde kam, wirkte er viel lebhafter. Er fragte mich sogleich, ob man in meinem Sandkasten eine Verbauung machen könne. Erstaunt über seinen eigenen Vorschlag zu gestalten, zeigte ich ihm die Figuren, die er dazu benützen könnte. Etwas, das ein Ding der Unmöglichkeit zu sein schien, war im Begriff, sich zu verwirklichen. Sorgfältig brachte er den Sand zunächst in die richtige Konsistenz, d. h. vermischte ihn mit Wasser, so daß er leicht geformt werden konnte. Und mit einer unglaublichen Hingabe wurden Mauern aufgerichtet, die tatsächlich ein ganzes Verbauungssystem darstellten (Abb. 23). Schwere Waffen, wie Tanks und Kanonen, auch Bomber, wurden nach offenbar genauer Berechnung zur Verteidigung darin eingelassen. Die linke Seite des Sandkastens blieb zunächst leer; erst nachdem Kim von der Ausführung der rechten Seite befriedigt war – er hatte sich immer wieder davon überzeugt, daß die Waffen von dieser Seite her nicht gesehen werden konnten – wendete er sich der linken zu. Dort legte er verhältnismäßig rasch drei leichte Geschütze hinter einen ziemlich schwachen Blechverbau. Er betrachtete das Ganze und legte dann zum Schluß fast unmerklich ein Flugzeug, das er als abgestürzt bezeichnete, in das sorgfältig aufgebaute Abwehrsystem.

Die Ungleichheit der einander gegenüberstehenden Energiefelder ließ in mir die Frage aufkommen – die einzige während der ganzen Stunde –, mit der ich mich an den Jungen wandte: «Können diese drei schwachen Geschütze den schweren Waffen wohl standhalten?» Seine Antwort war: «Das kann man nie wissen.»

Diese Worte berührten mich aufs tiefste. Denn unbewußt hatte er in dieser Antwort die Möglichkeit einer Heilung selbst ausgesprochen.

In dem abgestürzten Flugzeug hatte er seine eigene Lage dargestellt. Sein ganzes Leben war bis jetzt auf das Bewußtsein ausgerichtet gewesen. Er war intelligent, konnte lernen, sich Umgangsformen aneignen, er konnte sich an das, was von außen bestimmt wurde, anpassen. Aber etwas in ihm drohte zu ersticken. Es war das Schöpferische in ihm, das, was im Grunde das Wesen des Menschen ausmacht. In der beginnenden Entwicklungsphase der Pubertät, wenn der Knabe sich zum Mann, das Mädchen sich zur Frau entwickelt, ist es von entscheidender Bedeutung, daß der Zugang zu den Energiequellen, die eine Entfaltung der Persönlichkeit gewährleisten, offen ist.

In diesem Fall war diese schon von früher Jugend an gefährdet. Das Kind, das aus der schützenden Hülle des Mutterschoßes in die Welt hineingeboren wird, bedarf noch lange des Schutzes der Mutter. Durch die Fürsorge und vor allem durch die Liebe, mit der sie das Kind umsorgt und pflegt, gibt sie ihm das Gefühl der Geborgenheit, *die* Geborgenheit, in der allein das Kind sich seiner Art gemäß entwickeln kann. Fällt die Mutter aus, so zieht sich das Kind in sich selbst zurück, und um sich gegen Einflüsse aus der Umwelt zu schützen, baut es einen Schutzwall um sein innerstes Wesen. Hinter solchen Schutzwällen versteckt sich die Angst, die sich, wenn sie zu groß wird, in Aggression verwandelt. Wird die Aggression zurückgehalten, kann sie sich nicht manifestieren, dann beansprucht sie so viel innere Energien, daß für alles Neuhinzukommende kaum mehr Energien zur Verfügung stehen. Auf diese Weise versagt das Kind plötzlich dort, wo ein «zu viel» von ihm verlangt wird. Das Latein, das als neues Fach aufgenommen werden mußte, war in unserem Fall das «zu viel», und es ist nur zu verständlich, daß ein sensibles Kind darob erschrecken, den Mut verlieren und eine scheinbare Teilnahmslosigkeit an den Tag legen kann, die Eltern und Lehrer vor Probleme stellt.

Das abgestürzte Flugzeug im Sandbild war Ausdruck seiner hoffnungslosen Lage. Es lag auf der Seite, wo die verhaltenen Aggressionen in Form von schweren Geschützen hinter Schutzwällen dargestellt worden waren. Dies war die Situation, in der Kim bis zum Moment der Darstellung lebte. Diese war eigentlich sein erstes schöpferisches Spiel, das seine starrgewordene Haltung zu beleben begann. Die in ihm angestaute Dynamik wurde in den drei schwächeren Geschützen hinter dem leichten Verbau dargestellt. Daß es drei waren, schien mir insofern bedeutsam, als die Drei eine dynamische

Zahl ist. Wo immer wir ihr begegnen, ist sie mit einem Ablauf, mit einem Anfang und einem Ziel verbunden. In Märchen z.B. kennen wir die drei schwierigen Aufgaben, die der junge Mann ausführen muß, um die Prinzessin und schließlich das Königreich zu erobern.

Das Königreich, das Kim zu erreichen hatte, bestand darin, seinen Anlagen entsprechend ein nützliches Glied des Kollektivs zu werden. Ist nicht ein Jeder sein eigener Herr und König, dem es gegeben ist, dank seinen Begabungen und Veranlagungen eine Arbeit auszuführen, die ihn täglich erneuert und beglückt, gleichgültig, auf welchem Gebiet, gleichgültig, ob es in einem Handwerk oder auf intellektueller Basis geschieht? Was wäre aber der König ohne sein Reich? Und vor allem, woher nimmt er die fast übermenschlichen Kräfte, dieses zu leiten und zu verwalten?

Auch darauf, wie diese Kräfte zu entfalten sind, gibt die Drei in einer weiteren symbolischen Bedeutung Antwort. Von alters her kommt der Drei nicht nur die Bedeutung der Dynamik zu, sie wird auch als heilige Zahl bezeichnet. Schon tausende von Jahren vor Christus wurde das Wirken des Göttlichen mit ihr in Zusammenhang gebracht.

Die Drei scheint somit mit einer über dem Menschen stehenden Kraft verbunden zu sein. Jung sagt darüber in seiner psychologischen Deutung des Trinitätsdogmas (Ges. Werke B. XI, S. 211): «Die Dreiheit ist ein Archetypus, der mit dominierender Kraft eine geistige Entwicklung nicht nur begünstigt, sondern gegebenenfalls erzwingt.» Im Schutz dieser göttlichen Kräfte, die im Unbewußten Kims «gewußt» wurden, lebte die Hoffnung auf Überwindung der übermächtigen Aggressionen durch die anscheinend noch schwachen Energien, die aber im Grunde genommen «größer sind als unser Ich».

Es liegt in der Hand des Therapeuten, solche im Kind sich offenbarenden Kräfte aufzufangen und sie zu schützen, um ihnen die Möglichkeit des Wirksamwerdens zu verleihen.

Immer wieder bin ich ergriffen über die Entdeckung, wie nah die kindliche Psyche den geistigen und heilenden Kräften steht. Aus den einfachen Worten des Kindes, «man kann nie wissen», sprach zugleich tiefste Lebensweisheit, die mich unwillkürlich an den chinesischen Weisen Laotse denken ließ. Im 76. Kapitel seines TAO-TE-KING, das Allgemeingültiges für den Menschen enthält, lesen wir:

Der Mensch, wenn er ins Leben tritt
ist weich und schwach
Und wenn er stirbt,
so ist er hart und stark.
Darum sind die Harten und Starken
Gesellen des Todes,
Die Weichen und Schwachen
Gesellen des Lebens.
Darum:
Sind die Waffen stark, so siegen sie nicht.

und in Kap. 78:

Daß Schwaches das Starke besiegt
und Weiches das Harte besiegt
weiß jedermann auf Erden,
aber niemand vermag danach zu handeln.

Laotse hat hier ausgesprochen, was bis in die heutige Zeit hinein geschichtlich immer wieder bewiesen wurde, daß nämlich oft da, wo eine Minderheit gegen eine Übermacht zu kämpfen hat, dem Schwachen auf Grund eines tiefen Glaubens ungeahnte Kräfte zufließen und nicht selten zum Sieg führen.

Als Kim zur nächsten Stunde kam, wollte er wieder eine Verbauung darstellen (Abb. 24). Erfreut über seine Lust zu spielen und in gespannter Erwartung, wie sich sein Zustand entwickeln würde, ließ ich ihn gern gewähren. Tatsächlich entstand eine weitere «Verbauung», aber in etwas gelockerter Form. Als er sie betrachtete, sagte er: «Nun ist es nicht mehr so sehr verbaut.»

In der Tat waren auch die Mauern nicht mehr so hoch, und es schien, als ob der Knabe schon angefangen hätte, die Schutzmauern abzubauen.

Auch in der darauffolgenden Stunde ging Kim unverzüglich zum Sandkasten (Abb. 25). Wiederum entstanden Mauern, doch diesmal

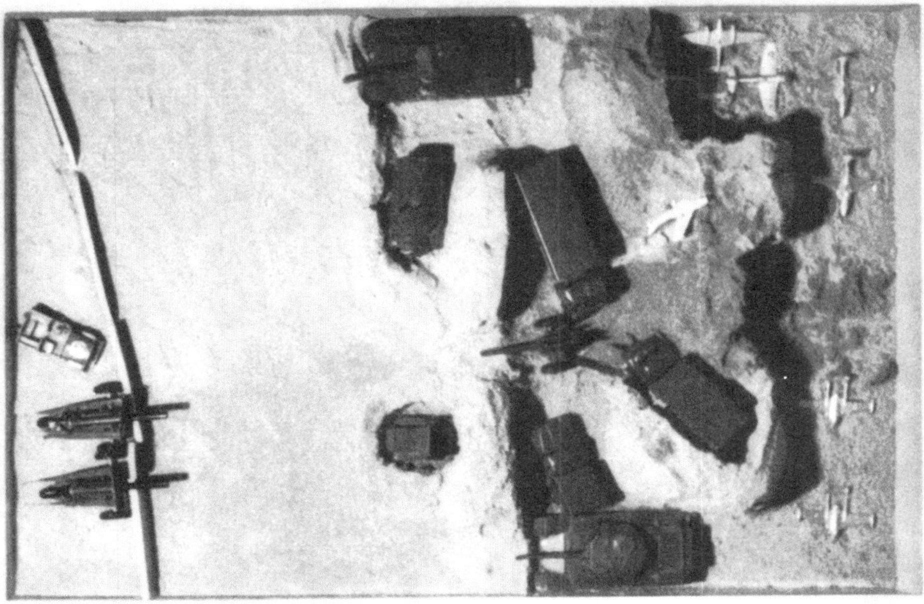

23

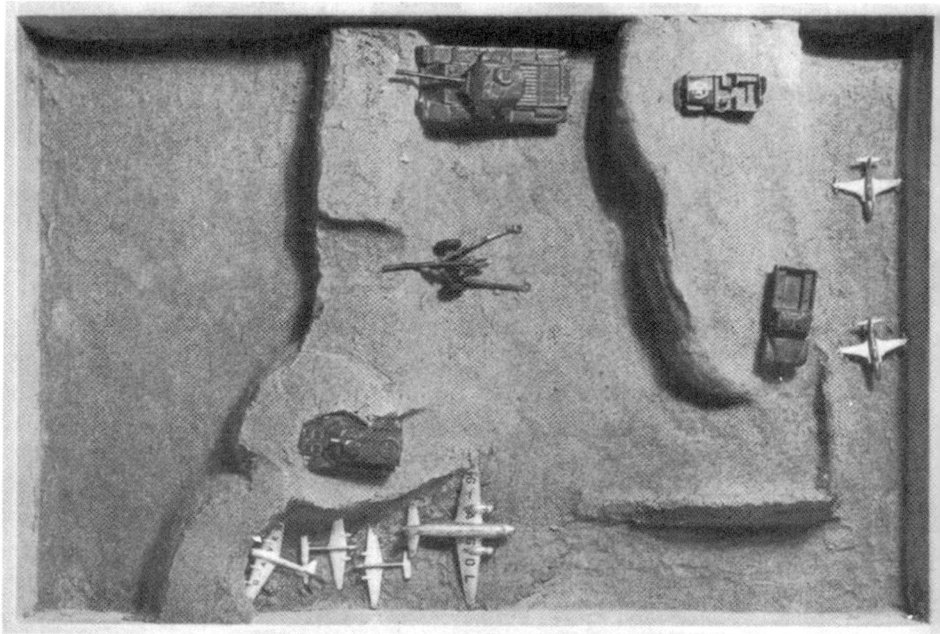

24

25

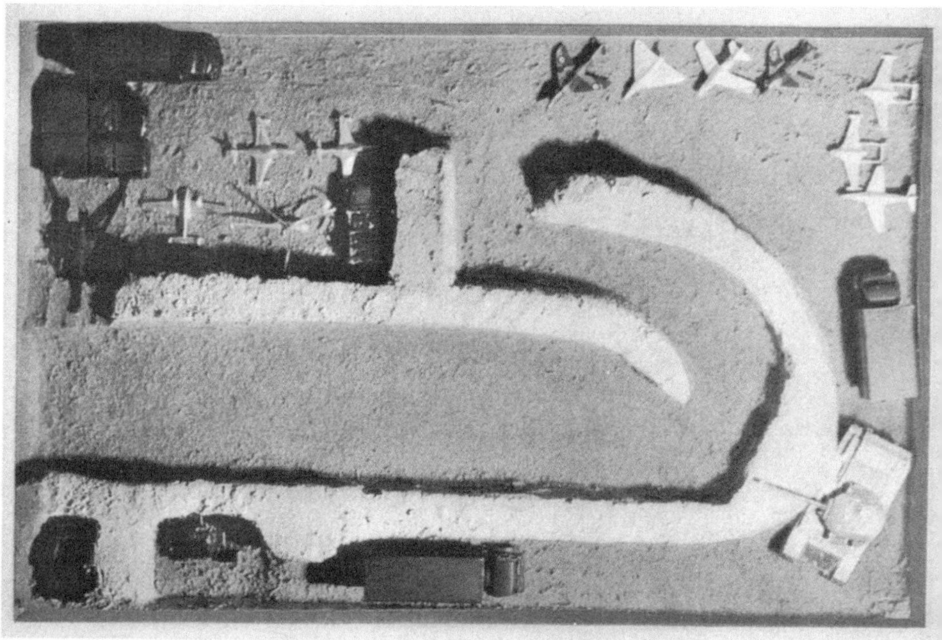

war es eine Startbahn, hinter der die Flugzeuge und Bomber zum Aufsteigen bereitstanden. Groß und breit war sie angelegt, nach links, nach der Seite der noch ungelebten Möglichkeiten gerichtet. Dies bedeutete, daß den außerordentlich schweren Aggressionen, die sich angestaut hatten, freie Bahn gegeben war.

Wie und auf welche Weise sich das bei diesem Knaben auswirken würde, der sein Leben lang noch nie wissentlich etwas zerstört hatte, erwartete ich mit Spannung.

In der nächsten Sitzung wollte er nicht mehr mit dem Sand spielen. Auf meine Frage, was er denn tun möchte, schaute er sich um und entdeckte Wurfpfeile, die er alsbald auf die dafür bestimmte Scheibe schleuderte. Doch nach kurzer Zeit langweilte es ihn, die Zielscheibe zu benützen, und er begann die Pfeile gegen mein frisch gestrichenes Getäfer zu werfen. Die Splitter fielen von den Holzwänden, so viel Energie steckte in seinen Würfen. Wohl zu seinem größten Erstaunen ließ ich ihn gewähren. Zum ersten Mal erhellten sich seine Gesichtszüge. Daß ich ihn nicht tadelte und ihm wegen der Zerstörung keine Vorwürfe machte, gab ihm das Gefühl, daß es hier um etwas ging, das ihm helfen würde. Das Spiel mit den Wurfpfeilen genügte jedoch nicht. Ein kleines Luftgewehr, das er entdeckte, schien ihm noch attraktiver. Wiederum begann er auf eine Zielscheibe zu schießen, und er schien Vergnügen daran zu finden. Doch er wollte Lärm machen, Klirren hören. Da kam mir ein Gedanke: Wir stiegen zusammen in den Weinkeller, wo viele leere Flaschen aufgeschichtet lagen, die sollten nun zu Scherben zerschossen werden. In tausend Splitter flogen sie auseinander. Und dies wurde nun während der folgenden Stunden zum schönsten Vergnügen. Doch auch das nahm ein Ende, als keine Flaschen mehr da waren. Jetzt hatte er nur noch einen Wunsch: er wollte den Kronleuchter im Stadttheater herunterschießen. Schon daraus war zu erkennen, welch ungeheure Aggressionen noch in dem Knaben steckten. Daß dieser Wunsch nicht zu erfüllen war, war auch ihm klar; doch wollte er unbedingt etwas kaputt machen, was noch *ganz* war. Ich stellte es ihm frei, einen Gegenstand in unserem Raum auszusuchen, da ich spürte, daß seine Aggressionen ein Ziel suchten. Die Wildheit, die ihren Ausdruck einfach im Lärm fand, schien allmählich in den Hintergrund zu treten. Kim sah sich um, bis sein Blick auf einen quadratischen, kleinen Holztisch in der Puppenstube fiel. Er fragte mich, ob er den wirklich zerschießen dürfe. «Ja, das kannst du», gab ich ihm zur Antwort.

Zunächst möchte es scheinen, daß der kleine Tisch aus der Puppenstube im Verhältnis zum Kronleuchter ein recht bescheidenes Ziel war. Das Quadrat des Tisches bedeutete jedoch eine Ganzheit.

Instinktiv hatte der Knabe nach diesem Symbol gegriffen – er tendierte auf eine Zentrierung hin. Ich ließ ihn gewähren. Es mag zunächst nicht ersichtlich erscheinen, was ich hinter seinem zerstörerischen Tun vermutete. Noch einmal möchte ich einen Gedankengang aus dem Osten zur Erläuterung herbeiziehen. In Japan wird von vielen Zen-Meistern die Kunst des Bogenschießens geübt. Es geht hier aber nicht um die blutige Auseinandersetzung mit einem leibhaftigen Gegner, es geht um eine geistige Übung, um eine Auseinandersetzung mit sich selbst. Indem man auf den Mittelpunkt der Scheibe zielt, zielt man auf seine eigene Mitte. Auf diese Weise versucht der Schütze, sein eigenes Zentrum zu erreichen, oft in jahrelanger, mühsamer Übung. Herrigel sagt darüber in seinem Buch *Zen in der Kunst des Bogenschießens:* «Die Auseinandersetzung besteht darin, daß der Schütze auf sich selbst – und wiederum nicht auf sich selbst – zielt, daß er dabei vielleicht sich selbst – und wiederum nicht sich selbst – trifft und somit in Einem Zielender und Ziel, Treffender und Getroffener ist. Bogen und Pfeil sind gleichsam nur ein Vorwand für etwas, was sich auch ohne sie ereignen könnte; es ist *der Weg* zu einem Ziel, nicht das Ziel selbst.»

Hier erfahren wir deutlich, was ich schon erwähnte, daß nämlich die Vierheit (viereckiger Tisch) dann auftritt, wenn eine Zentrierung im Sinn der Ganzheit angestrebt wird. Auch der Junge war Treffender und Getroffener, er mußte den Aspekt, der seine Entwicklung hinderte – und damit sich selbst – treffen: eine alte Haltung sollte ja durch eine neue ersetzt werden.

Ein Figürchen, das zum Sandspiel gehörte, war sein nächstes Ziel. Es stellte einen Mann dar, der in Jungs Sprache eine echte Persona-Haltung aufwies: das heißt eine Haltung, die nach außen hin perfekt ist und nicht zu erkennen erlaubt, was im Innern vorgeht. Dieses Figürchen stellte er auf einen Tonklumpen und zerstörte es mit

Schüssen vollständig. Nun hatte er die Haltung, die er bis anhin an den Tag gelegt hatte, definitiv überwunden.

Ich muß zugeben: Ich habe mich daraufhin gefragt, ob ich nicht zu weit gegangen sei, indem ich dies geschehen ließ. Fast bangte mir darum, er könnte nun auch auf lebende Menschen zielen wollen.

Tags darauf sprach ich mit dem Vater, um zu erfahren, welche Wirkung dieses Geschehen auf den Knaben gehabt hatte. «Etwas ganz Außergewöhnliches ist mir gestern abend passiert», berichtete er. «Kim hat mir zum ersten Mal seit frühester Kindheit einen Gutenachtkuß gegeben.» Endlich war die starre Haltung des Knaben durchbrochen – er selbst hatte seine Maske zerstört. Emotionen und Gefühle brachen durch den Wall, er mußte seinen Vater umarmen.

Dies rührte mich umso mehr, als ich wußte, daß der Vater selbst unfähig war, dem Kind seine eigenen Gefühle spontan zu zeigen. Überglücklich war der Vater, dem nun der Sohn entgegenkam.

Jetzt war der Moment gekommen, da die aufgestauten Aggressionen genügend ausgelebt waren. Oft ist es nicht leicht, diesen Wendepunkt genau zu erkennen. Er ist aber einer der wichtigsten Augenblicke in einer Behandlung. Verpaßt man ihn, so läuft man Gefahr, daß Energien, die frei geworden sind, sich in einer destruktiven Form festlegen. Daher ist es äußerst wichtig, daß die neu erwachenden Energien vom Therapeuten aufgefangen und in konstruktive Bahnen geleitet werden.

In der darauffolgenden Stunde entdeckte der Knabe eine Lötlampe. Zunächst vergnügte er sich im Garten damit, das in der Lampe enthaltene Benzin tropfenweise auf den Boden fallen zu lassen, um es darauf in Brand zu stecken. So entstanden viele kleine Flämmchen, und ich gebe zu, es war ein ganz amüsantes Spiel. Es war jedoch nicht das, was ich in diesem Moment anstrebte, und so griff ich zum ersten Mal in dieser Behandlung lenkend ein.

Ich erklärte ihm, daß die Lötlampe ein sehr nützliches Instrument sei, mit dem man z. B. alte Farbe von Holz lösen könne. Zu jener Zeit befanden sich in meinem aus dem Mittelalter stammenden Haus noch viele Balken, die mit einer häßlichen Farbe gestrichen waren. Zusammen versuchten wir, diese von dem Holz loszubekommen, indem wir sie mit dem glühenden Strahl aus der Lötlampe auflösten. Das war nun interessant! Stundenlang hielt die Begeisterung für dieses zur Arbeit gewordene Spiel an. Die gleichen Energien, die in dem Feuerstrahl die Farbe lösten, wirkten sich gleichzeitig positiv aus, indem das schöne alte Holz der Balken zum Vorschein kam.

Nun schien mir auch der Augenblick für ein neues Sandbild gekommen, und Kim nahm den Vorschlag gern an (Abb. 26).

Mit Freude sah ich, daß die Tanks nicht mehr angerührt wurden. Farben, Bäume und Menschen kamen zum ersten Mal ins Bild. Da, wo vorher feste Schutzwälle aufgebaut worden waren, zog sich ein lichtes Wäldchen quer durch die Landschaft. Links davon, ich traute meinen Augen nicht, saßen vier Indianerfrauen mit Kindern auf den Armen um ein Feuer.

Die archetypische Familiensituation war lebendig geworden. Was in frühester Kindheit auseinandergebrochen war, hatte begonnen, sich wieder zusammenzufügen! Was sich jahrelang in negativer Weise entwickelt hatte und in Form der Zerstörung des viereckigen Tisches als dessen Symbol hatte verschwinden müssen, hatte sich tatsächlich auf wunderbare Weise manifestiert.

Auf der gleichen Seite waren vier Indianer in vollem Federschmuck vor einem Totempfahl aufgestellt, während auf der andern Seite des Wäldchens ein Kampf zwischen Cowboys und Indianern vor sich ging. Auf meine Frage, was die Indianer vor dem Totem darstellen sollten, antwortete er: «Sie beten, damit der Kampf für sie gut ausgehen werde.» Es besteht kein Zweifel, daß es sich in diesem Bild um eine Erscheinung dessen handelt, was Jung das Selbst nennt. Die vier Mütter als symbolische Darstellung der kindlichen Ganzheit im schönsten Sinne zeigten die Wandlung an, die sich in dem Knaben vollzog. Die grenzenlose Unsicherheit, der er bis dahin ausgesetzt gewesen war, sollte sich nun in der vollständigen Familie zur inneren Sicherheit wandeln.

Über diese glückliche Wendung war ich aufs tiefste ergriffen. Nach meiner Erfahrung wird eine solche Wandlung und Offenbarung immer als Numinosum erlebt. Dies wurde mir in der Form der betenden Indianer wiederum bestätigt. Das Leben, speziell in der Pubertät, wird als Kampf empfunden; wird er aber auf Grund einer

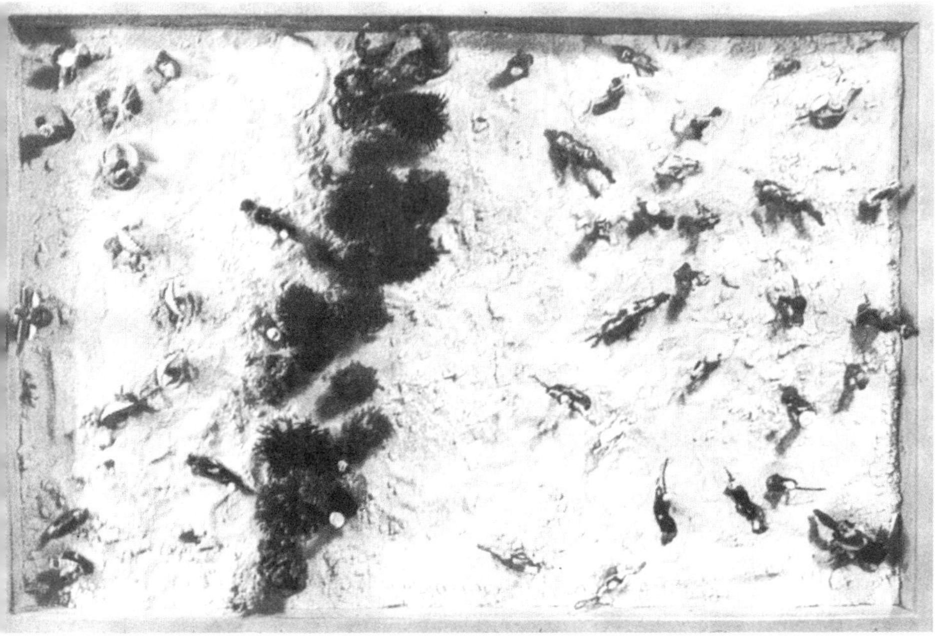

26

27

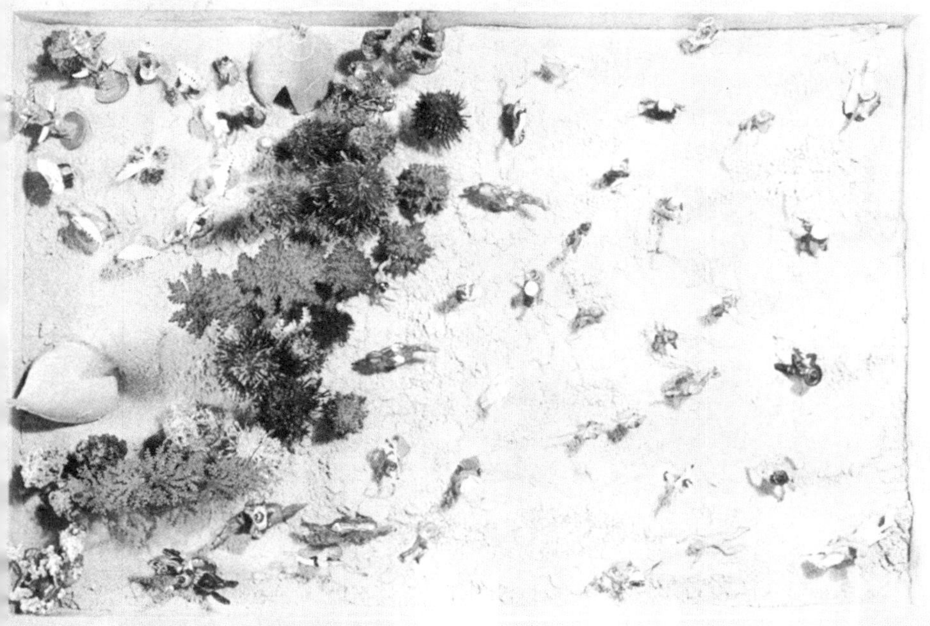

28

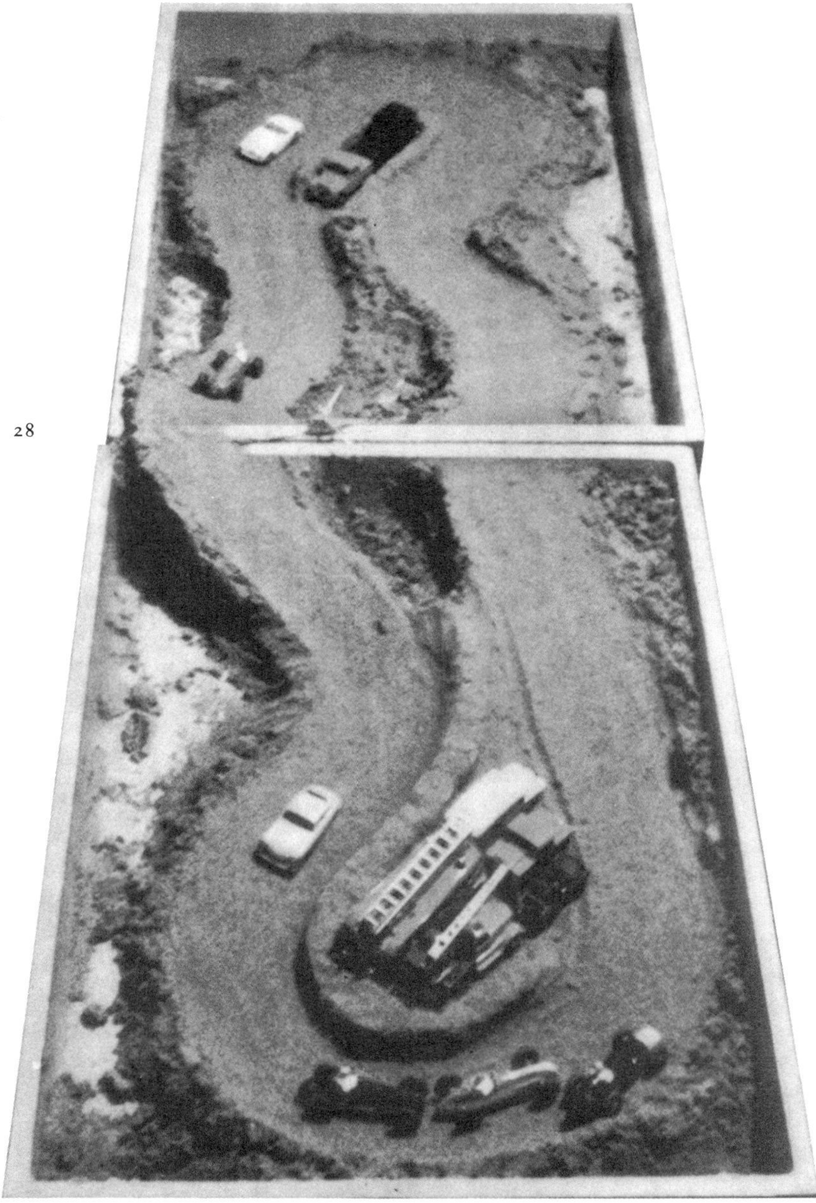

in sich ruhenden, im tiefsten vom Numinosen geprägten Geborgenheit geführt, dann entwickelt und stärkt er die Persönlichkeit.

Eine Woche später entstand ein ähnliches Bild, das den Eindruck des vorangegangenen vertiefte (Abb. 27). Dort, wo die vier Indianerfrauen gesessen hatten, saßen nun acht Indianerfiguren mit Friedenspfeifen im Mund in einem Kreis um das Feuer, während die Indianerinnen teils kochend, teils mit ihren Kindern auf dem Arm dabeisaßen. Hier war die Zentrierung erreicht.

Während die Zahl Vier als Totalität in den meisten Kulturen mit der Erde verbunden ist und somit auf eine reale Situation hindeutet, bedeutet der Kreis als Ganzheitssymbol den Himmel und weist auf das Geistige hin.

Da nach meiner Auffassung die Manifestation des Selbst, das in vielen Formen, aber am eindrücklichsten im Kreis dargestellt wird, den Ausgangspunkt einer gesunden Ich-Entwicklung und Entfaltung der inhärenten Persönlichkeitsfaktoren bedeutet, schien mir nun die gesunde Entwicklung des Knaben gewährleistet. Ihre ersten Anzeichen bedürfen aber des Schutzes und der Pflege wie bei einem Neugeborenen, und so wäre es falsch, ein Kind in diesem Moment aus der Therapie zu entlassen. Entfaltungsmöglichkeiten, die früher durch Ängste gehemmt und als Aggressionen erlebt worden sind, werden frei und müssen nun zuerst geleitet werden. Dann geschieht es, daß Aufgaben, die unlösbar schienen, oder Begabungen, die ihren Ausdruck nicht finden konnten, plötzlich mit Leichtigkeit angegangen werden können.

Die vielen Energien, die in dem Knaben nun wach geworden waren, stellte er in einem Bild dar, zu dem er zwei Sandkästen benützte (Abb. 28). Es stellte ein Autorennen dar, in dem sein Lieblingswagen in Führung war. Die Rennwagen mit ihren starken Motoren verkörperten seine freigewordenen Kräfte, die sich nun in festen, geordneten Bahnen sicher bewegten. Sollten sie überborden, so standen Feuerwehr, Rotkreuz- und Abtransportwagen bereit. Aber dort, wo im ersten Bild das abgestürzte Flugzeug gelegen hatte und die trostlose Situation anzeigte, war hier ein Helikopter zum Aufflug bereit. In Wirklichkeit hatte Kim nun drei psychische Stufen durchlebt, von denen anzunehmen war, daß sie als Ablauf in der Dreizahl, in der

Form der leichten Waffen, auf der linken Seite angedeutet waren:

Ausdruck der Aggressionen
Manifestation des Selbst
Positive Benützung der Energiequellen

Das Ziel, oder mit andern Worten sein Königreich, das er erreichen sollte, war nahe daran, verwirklicht zu werden.

Kim bekam Freude an konstruktiven Arbeiten, fand Freunde und wurde auch dem Vater ein guter Kamerad, während er sich gleichzeitig in der Schule zu behaupten begann. Heute, sechs Jahre später, schon längst aus der Therapie entlassen, steht er vor der Matura und kann sich die Frage, auf die zu Beginn der Therapie so schwer eine Antwort zu finden gewesen war, selbst beantworten.

Daniela

Loslösung aus einer zu starken Mutterbindung

Die Mutter beschrieb die zwölfjährige Daniela als schüchtern und gehemmt. Es fehlte ihr der Mut, ohne die Mutter Besuche zu machen; ja, es war ihr nicht möglich, allein bei der Großmutter über Nacht zu bleiben. Auch Kontakte herzustellen war schwierig für sie. So war sie ein recht einsames Kind. Die Lehrerin beklagte sich über Uninteressiertheit der Schülerin. Obwohl Daniela für ihr Alter groß und körperlich gut entwickelt war, erweckte sie den Eindruck einer passiv eingestellten Schülerin und schien ungeeignet für die Gymnasialstufe, der sie zugeteilt war. Nur ungern nahmen die Eltern den Vorschlag der Schule entgegen, das Kind einer andern, weniger anspruchsvollen Abteilung zuzuführen, und brachten es deshalb zur Beobachtung zu mir.

Willig folgte Daniela meinem Vorschlag, mit Figuren meiner Sammlung zu spielen (Abb. 29). Sie begann damit, Kühe auf einer eingezäunten Wiese, wie sie sagte, weiden zu lassen. Davor war eine Kutsche, von zwei Pferden gezogen, deren Füße tief im Sand steckten. Unmittelbar vor den Pferden wurde eine Straße bis zu einem auf der gegenüberliegenden Seite gelegenen Gasthaus angelegt. Ein Mann ging auf das Gasthaus zu. An der Straße unter einem Baum war eine zum Ausruhen bestimmte Bank.

Es wurde mir deutlich, daß die Lebenskutsche von Daniela stecken geblieben war. Die Pferde hatten Mühe, sich fortzubewegen. Ihre Füße bleiben in der Nähe des mütterlichen Bereichs, der in den weidenden Kühen dargestellt war, stecken. Weit und ermüdend schien der Weg hinaus in die Welt, die im Gasthaus angedeutet war, dem Haus, das jedem Besucher offen steht. Dadurch, daß dieses in der linken, gegenüberliegenden Ecke angebracht war, wurde angedeutet, daß das Kind mit seinem Unbewußten in Kontakt kommen sollte, mit seinen eigenen Quellen sozusagen, um die ihm adäquate Entwicklung erleben zu können. Beim Gasthaus stand auch eine

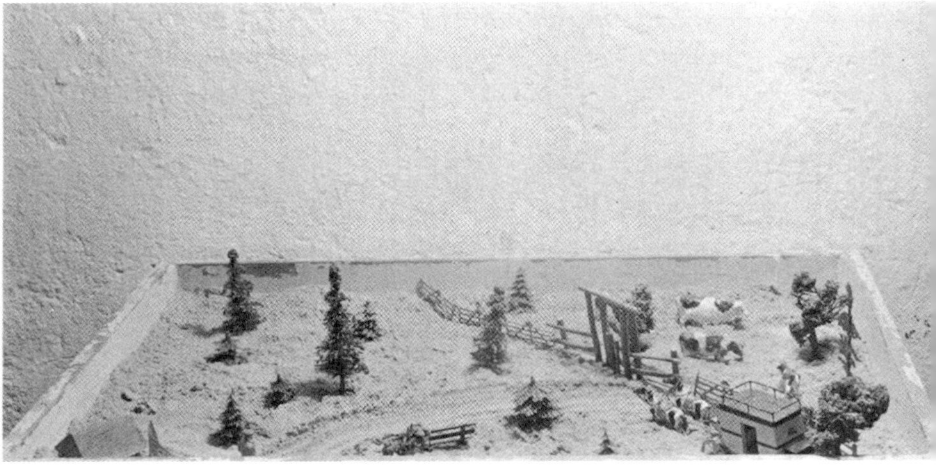

29

30

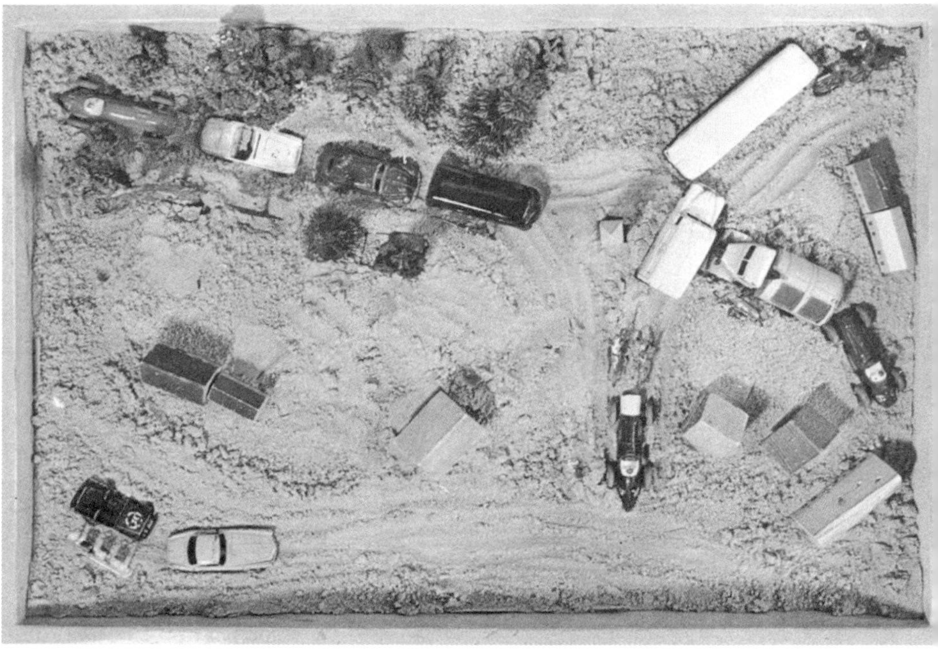

männliche Figur, die im Gegensatz zur Mutter, die die Welt zu Hause verkörpert, den Bezug zur Außenwelt darstellte.

Obschon Daniela einen überaus introvertierten Eindruck machte, spürte ich gleich in der ersten Stunde, daß sie sich bei mir wohl fühlte. Deshalb machte ich den Eltern den Vorschlag, das Mädchen für kurze Zeit in die Therapie zu schicken; ich wollte versuchen, es von seinen Hemmungen zu befreien.

In der zweiten Stunde erzählte mir Daniela von einem «grusigen» Traum, der von Schlangen handelte und den sie nicht vergessen könne. Ich schlug ihr vor, diese Schlangen zu zeichnen oder zu malen, da beängstigende Dinge ihre Wirkung oft verlören, wenn man versuche, sie darzustellen.

Das Mädchen war sofort dabei, und von sicherer Hand gezeichnet entstanden bald acht Schlangen, die verstreut in einer Wiese lagen. Sie wurden mit Aquarellfarben bunt bemalt; die Wiese war saftig grün und mit Blumen übersät. Auch Daniela fand, daß das Bild einen eher fröhlichen Eindruck machte. Nur eine ganz in sich eingerollte Blindschleiche wurde grau getönt. Sie mochte das noch ganz im Unbewußten liegende Problem darstellen, eine noch völlig unentwickelte, farblose Wesensseite des Mädchens. Die Schlange tritt in der Pubertät oft auf, wenn die Wandlung zum Erwachsensein tiefere Schichten erreicht. Die Häutung der Schlange weist auf eine Erneuerung hin, die sich im Unbewußten vorbereitet. Sie belebt das Geheimnis des Lebens. Bei dem zwölfjährigen Mädchen mochte die eingerollte Schlange die noch vollkommen unentwickelte weibliche Seite darstellen.

Einem Kind versuche ich die Träume sowie die Sandbilder auf der Bewußtseinsstufe zu deuten. Daher erkundigte ich mich bei Daniela nach der Anzahl der Schulfächer. Acht, war die Antwort! Mit allen, so sagte sie, käme sie leidlich zurecht, einzig in der Mathematik würde es gar nicht klappen. Wir fanden, daß von den acht Schlangen die einzige eingerollte das unbeliebte Fach darstelle und daß ihm von nun an am meisten Aufmerksamkeit geschenkt werden müsse. Damit hatte der Traum seinen drohenden Aspekt verloren.

Das zweite Sandbild stellte die Stauung an einer Straßenkreuzung dar (Abb. 30). Von vier Seiten steuerten Autos auf die Kreuzung zu, doch die Straße war zu eng, und ein Passieren schien unmöglich. Allein der Krankenwagen, der sich gerade auf der Kreuzung befand, könne überall durch, sagte das Mädchen.

Auffallend war, daß die größte Anzahl Autos von links durch eine von Bäumen gesäumte Straße fuhren. Es war anzunehmen, daß bereits gestaute Energien im Unbewußten in Bewegung kamen. Dieser Gedanke wurde durch die links unten im Bild angelegte Tankstelle unterstrichen. Hier wurden neue Energien für die Motoren getankt.

Die Darstellung des Bildes erweckte die Hoffnung, daß das Kind aus seiner Passivität herauskommen werde und daß die anstürmenden Energien in der Therapie gebändigt und diszipliniert würden (Krankenwagen, der zu Hilfe kommt).

Aus dem dritten Bild konnte ich erkennen, daß die Lebensenergien wirklich in Fluß gekommen waren (Abb. 31). Ein breit angelegter Strom durchquerte die Landschaft. Eine Brücke, auf der nun Autos zirkulieren konnten, verband beide Ufer. Links stand wiederum das Gasthaus, das nun mit Motorfahrzeugen erreicht werden konnte.

Daniela holte große Steine aus dem Garten und legte sie in den Fluß. Obschon die Anlage des fließenden Wassers darauf hinwies, daß die Hemmungen des Kindes sich aufzulösen begannen, deuteten die Steine auf Hindernisse, die noch zu überwinden waren. Doch erinnerte mich andrerseits gerade diese Darstellung an eine chinesische Beschreibung des Wassers, die im Buch der Wandlungen wie folgt lautet: «Das Wasser fließt ununterbrochen und kommt ans Ziel. Es fließt und häuft sich nirgends an. Auch an den gefährlichen Stellen verliert es nicht seine zuverlässige Art.»

Dies gab Vertrauen in die Zukunft. Besonders auch, da Daniela im täglichen Leben viel lebendiger wurde. Sie traf sich gelegentlich mit Freundinnen und forderte sie auf, sie zu Hause zu besuchen. Sie gewann Freude an handwerklichen Arbeiten, und vor allem malte und zeichnete sie gern und zeigte Talent darin.

Im vierten Bild stellte sie einen Zirkus dar (Abb. 32). Der ganze Raum war in sechs Quadrate eingeteilt. In jedem einzelnen fand eine Aufführung statt. Oben links waren Tiger und Löwen, die ihre Künste zeigten. Ein Tiger verließ das Podium, während ein Löwe im

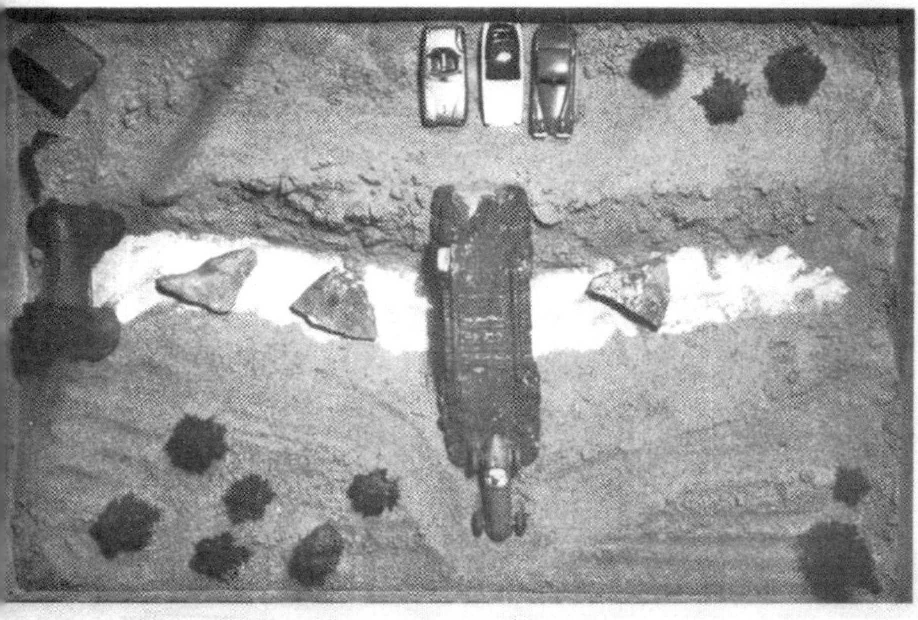

31

32

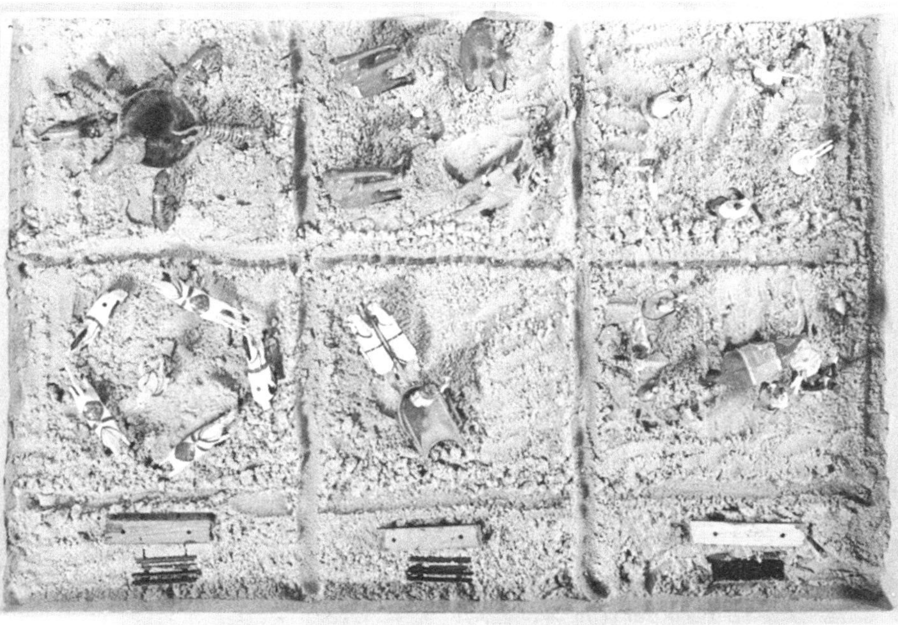

Begriff war, es zu besteigen. Daneben beschäftigte sich ein Dompteur mit vier Elefanten. In der oberen Ecke bildeten fünf Ballettänzerinnen einen Kreis. Unten links bewegten sich weiße Pferde um ein in der Mitte stehendes Pferd. Im nächsten Feld war ein römischer Kampfwagen, und unten rechts zeigten Clowns ihre Spässe. Zuunterst waren die Bänke für die Zuschauer aufgestellt.

Die verschiedenen Darstellungen in den Quadraten wiesen alle auf eine Zentrierung hin oder stellten eine Circumambulatio dar:

Der Tiger, der zusammen mit dem Löwen auftrat, mußte als die weibliche Schattenseite des Löwen betrachtet werden. Im lateinischen «Tigris» ist der Tiger weiblichen Geschlechts und steht für die dunkle Weiblichkeit. Der Löwe als König der Tiere ist seines gelben Fells wegen der Sonne zugeordnet und weist auf eine Erhellung des Bewußtseins hin. Seine Vitalität spricht für Energien, die bereit sind, bewußt zu werden. Da der Tiger in der Darstellung vom Podium im Zentrum hinunterstieg und der Löwe im Begriff war, dieses zu erklimmen, konnten wir annehmen, daß eine Wandlung in der Entwicklung des Kindes angezeigt war, die zur Belebung der vitalen Kräfte führen würde, die bis anhin noch schlummerten. Die Vitalität kam auch im daneben liegenden Feld in den Elefanten zum Ausdruck, die ein weitverbreitetes Symbol für Kraft und Klugheit sind.

Die echte Weiblichkeit des Mädchens sprach aus dem Reigen der Tänzerinnen. In seinem Buch *Der Tanz* sagt Walter F. Otto: «Tänze waren ursprünglich der spontane Ausdruck der Ergriffenheit, wo das Ergreifende und das Ergriffene eins werden.» Der tanzende Mensch wird zum Bild seiner selbst, zu seiner göttlichen Entfaltung. Es ging hier um mehr als die Weiblichkeit, es ging um die Berührung der jedem Menschen innewohnenden Göttlichkeit. Der Kreis war schon immer der Ausdruck für das ganz große Erlebnis, das mit dem Göttlichen in Zusammenhang gebracht wurde.

Die Zwölfjährige mochte hier eine tiefe innere Erfahrung darstellen, die in Worte zu fassen unmöglich gewesen wäre.

Pferde sind Tiere mit einem ausgezeichneten Instinkt und haben einen mütterlichen Aspekt dadurch, daß sie den Reiter «tragen». Weiße Pferde sind Himmelspferde; sie sind den Göttern nah. Die sich im Kreis um ein in der Mitte, auf der Hinterhand stehendes

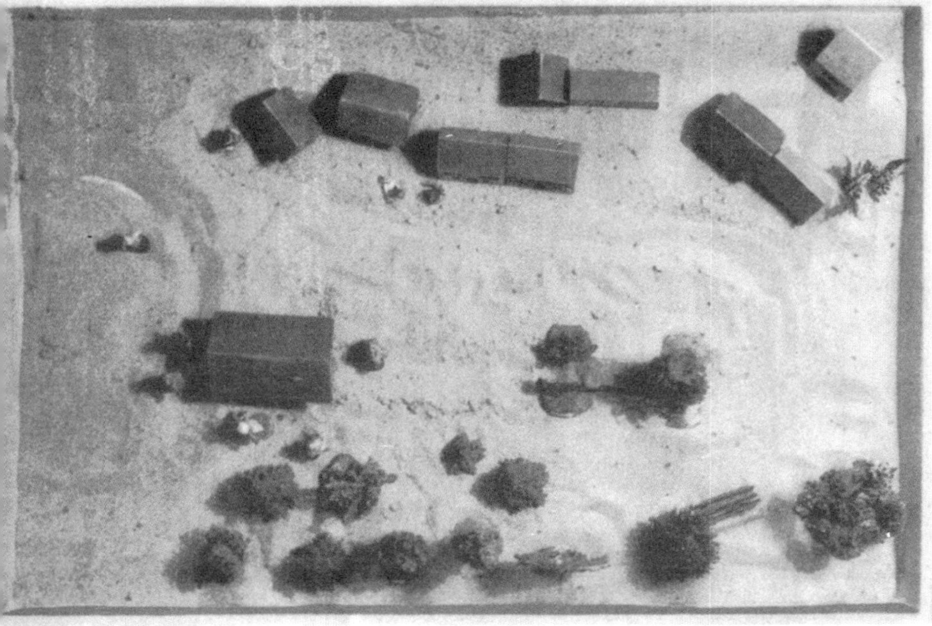

33

34

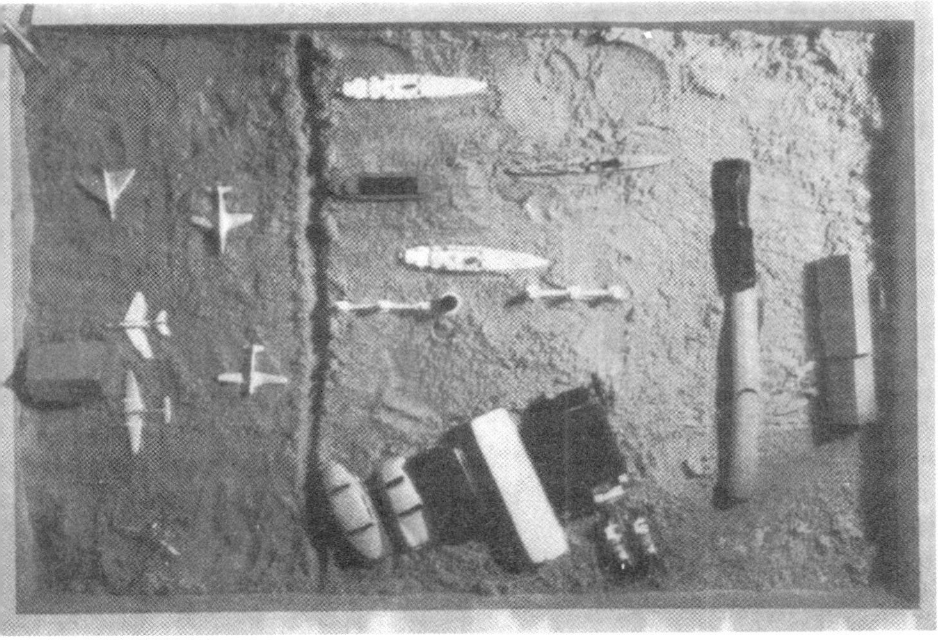

Pferd bewegenden weißen Pferde mochten daher von einer noch unbewußten, religiösen Regung in dem Kind sprechen.

Der römische Kampfwagen erinnerte an die ursprüngliche Bedeutung des Zirkus, «*ϰιρϰος*» ist griechisch und bedeutet Kreis. Auch hier war ein Sich-im-Kreis-Bewegen angedeutet.

Der Clown ist der Spaßmacher, der über eine gründliche Kenntnis aller artistischen Disziplinen verfügt. Hinter seinen Spässen stehen tiefgründige Weisheiten, die alle angehen und die jeder einzelne erkennen muß. Darin mochte ein Hinweis auf die Entfaltung der Persönlichkeit liegen. Normalerweise folgt diese auf eine Periode des In-sich-Ruhens; das Kind hatte sie offenbar in den Kreisbewegungen um den zentralen Punkt ausgedrückt.

Daß diese Annahme richtig war, zeigte sich im nächsten Bild, einige Wochen später. Inzwischen hatte sich Danielas Teilnahme am Schulunterricht wesentlich verbessert, sie zeigte Interesse, und ihre Leistungen wurden viel höher bewertet.

Das Bild (Abb. 33) zeigte fünf Frauen, die zum Dorfbrunnen kamen, um Wasser zu holen (Brunnen: großes Dach oberhalb des Wäldchens). Links außen stand ein Mann. Ein Weg über eine Brücke führte zum nahen Dorf.

Im Gegensatz zu den fünf sich im Kreis bewegenden Tänzerinnen (Abb. 32), die eine numinose Erfahrung annehmen ließen, führten diese Frauen eine alltägliche Arbeit aus. Es war also hier vielmehr die natürliche Weiblichkeit dargestellt, die Frau, die für die Ernährung und das Wohl der Ihren sorgt. Sie gehört zu der Phase der Entwicklung, in der sich die Wandlung vom Mädchen zur Frau vollzieht und in der das Ich gestärkt wird.

Hier nun war die Zwölfjährige an die Quelle des Unbewußten gelangt, wie dies im ersten Bild prognostisch angedeutet war. Es war die Quelle ihrer bis anhin verborgenen Natur, die jetzt an die Oberfläche gebracht wurde. Die Tätigkeit des Wasserholens am Brunnen ist wie das Fischen eine symbolische Handlung: Durch sie werden Inhalte aus der Tiefe des Unbewußten ans Tageslicht gefördert.

Die etwas abseits stehende männliche Figur konnte für die männliche Wesensseite des Mädchens angesehen werden, die nun für die Gestaltung der Persönlichkeit wichtig wurde.

Immer wieder konnte ich die Beobachtung machen, daß die «andere Wesensseite» im Menschen gerade nach dem Erlebnis der Zentrierung positiv wirksam wurde. Erst dann kann die Beziehung zum Kollektiv, zur Außenwelt gestaltet werden.

Daniela, deren Schulprobleme nun gelöst waren und deren Beziehung zur Mutter jetzt freier war, widmete sich fortan mit Vorliebe dem Zeichnen. Sie verfertigte Plakate, die dafür sprachen, daß das heranwachsende Mädchen sich immer mehr der Außenwelt zuwandte.

Zum Schluß bekundete es in einem letzten Sandbild (Abb. 34) seine Bereitschaft, aus dem Elternhaus auszufliegen:

Auf dem Flugplatz standen Flugzeuge zum Abflug bereit, vor Anker liegende Schiffe zur Ausfahrt, Postkutsche und Auto zum Start und der Zug waren im Begriff, sich in Bewegung zu setzen. Alle waren bereit, zu Wasser, zu Lande und in der Luft die vier Himmelsrichtungen zu erkunden...

Christian

Heilung einer Enuresis (Bettnässen)

Im allgemeinen wissen wir, daß die Enuresis (Bettnässen) eine schwer zu heilende Erscheinung ist, besonders wenn das Kind in einem Alter ist, in dem das Nässen schon längst der Vergangenheit angehören sollte.

So stand ich der Frage einer Mutter, die mich aus einer entlegenen Stadt telephonisch anfragte, ob ich ihren 12jährigen Jungen während der acht Tage dauernden Ferien von diesem Übel befreien könne, mit größten Bedenken gegenüber. Auf ihre eindringliche Bitte hin gab ich insofern nach, als ich ihr vorschlug, den Knaben zur Konsultation zu bringen. Ich hoffte, auf die Ursache des Übels zu stoßen. Es wurde vereinbart, daß der Knabe während seiner Ferien bei Verwandten in meiner Nähe Unterkunft finden sollte.

Er besuchte die 6. Primarklasse und war ein sehr guter Schüler. In Gegenwart seiner Mutter, die im Gegensatz zu dem nachgiebigen Vater die Autorität vertrat, machte er einen etwas gehemmten Eindruck. Er taute jedoch sofort auf, als wir zusammen das Spielzimmer betraten.

Da ich hoffte, möglichst rasch eine Diagnose und wenn möglich eine Prognose stellen zu können, forderte ich den Knaben, entgegen meiner Gewohnheit, sogleich auf zu versuchen, mit den Figuren etwas im Sandkasten darzustellen. Sichtlich angetan von der Idee, jedoch ein wenig zweifelnd, ob so etwas ihn vom Bettnässen befreien würde, ging er ans Werk. Während er die Figuren betrachtete, wurde er gesprächig und erzählte mir, daß er sehr unter seinem Übel leide. Schon einige Ärzte seien konsultiert worden, und kein Mittel hätte geholfen. Immer wieder erwache er erst dann, wenn es schon zu spät sei. Sogar eine komplizierte Weckvorrichtung, die ihn zur rechten Zeit aufwecken sollte, hätte ihren Zweck nicht erfüllt.

Er tat mir wirklich leid, wie er mir mit so bekümmertem Gesichtsausdruck seinen Kummer anvertraute. Noch einmal schüttelte er den

Kopf – er könne nicht verstehen, daß ein Spiel hilfreich sein sollte. Ich erklärte ihm, daß ich auf Grund ausgedehnter Studien unter Umständen aus seinem Spiel die Ursache seines Übels erkennen und ihm dann helfen könne. Ich versuchte ihm verständlich zu machen, daß wir vieles in uns hätten, von dem wir nichts wüßten, das sich manchmal, wenn es uns als «gute Idee» einfiele, als hilfreich erwiese oder aber als «schlechte Idee» störend wirke. Solche Ideen, sagte ich ihm, kämen beim Spielen zum Vorschein, und ich hoffte, erkennen zu können, ob diese sein Bettnässen auslösten.

Darüber nachsinnend, schaute er mich an und begann, sich einige Figuren auszusuchen (Abb. 35). Mit der Hand zeichnete er eine Art Oval in den Sand. Daraufhin bevölkerte er dieses mit römischen Soldaten und Kreuzritten, die, wie er sagte, einander bekämpften. Er trennte sie durch einen hohen Zaun. Von außen her wurden sie von andern Soldaten beschossen. Ein Verwundeter wurde auf einer Bahre weggetragen. Unbeteiligt am Kampf standen Engländer daneben, von denen er sagte, daß sie den Frieden herbeiführen würden. In die Mitte, an den oberen Rand des Kastens, stellte er einen Pelikan.

Aus dem Bild war leicht zu erkennen, daß im Innern des Knaben (Oval) gegensätzliche Energien kämpften, die eine Unsicherheit auslösten, so daß er sich auch von außen bedroht fühlte. Ja, er kam sich vor wie ein Verwundeter (Soldat auf der Bahre), wie einer, der verletzt wurde und den Kampf aufgeben mußte. Die Situation schien jedoch nicht hoffnungslos, denn wie Christian sagte, würden die Engländer den Frieden bewirken. Er konnte mir nicht sagen, warum gerade die Engländer die Friedensstifter wären, er äußerte sich nur dahin, daß sie ihm «so gut gefielen».

Somit war ich für die Deutung auf die allgemeingültigen Eigenschaften der Engländer angewiesen. Der Charakter des englischen Volkes wurde durch die Insellage und die Stabilität der gesellschaftlichen Verhältnisse geprägt. Der Engländer gilt als selbstsicher und ausgeglichen. In der ganzen Welt bekannt sind die Begriffe vom «Gentleman» und vom «fair play». Sie zeugen von einer Charakterbildung, die neben der Vermittlung des Wissens in den Schulen einen großen Raum einnimmt. Es war daher anzunehmen, daß sich der

Knabe nach einer inneren Stabilität sehnte. Doch wie war der Pelikan zu deuten, der sozusagen das Geschehen überwachte?

Der Pelikan gilt als Symbol der Mutterliebe. Nach der spätantiken Sage reißt er sich die Brust auf, um seine Jungen mit seinem Blut zu nähren. War es, daß der Knabe unbewußt die Herstellung seines inneren Friedens im Schutz einer «Mutter-Kind-Einheit» erwartete? Das Ganze deutete auf ein Mutterproblem hin.

Die Mutter berichtete mir, daß die Erziehung der vier Jungen ganz in ihrer Hand läge. Sie war es, die die Knaben zu Ordnung und Disziplin erziehen mußte, da der Vater, ganz von seinem Beruf in Anspruch genommen, die Kinder in den seltenen Momenten, die er ihnen widmen könne, verwöhne.

Das Bild, das Christian am folgenden Tag in den Sand legte, vermittelte mehr Einsicht in die Problematik (Abb. 36). Es stellte einen Zirkus dar. In der Arena war ein Dompteur mit seinen vier dressierten Tigern. Ganz ungewöhnlich für eine Zirkusvorstellung war die im Zentrum postierte vierarmige Beleuchtung. Rundherum waren Zuschauer, und links standen Artisten, Clowns und römische Kampfwagen als weitere «Nummern» zum Auftreten bereit.

Nun war für mich ganz deutlich geworden, daß Christian die Erziehung der Mutter, die in der Familie die Vaterrolle übernehmen mußte und diese in guten Treuen mit Strenge führte, als Dressur empfand. Bei der pflichtbewußten Mutter entbehrte er die Wärme.

Ich versuchte daher, ganz auf ihn einzugehen. Er begann sich sichtlich wohl zu fühlen. Er zeigte Lust zum Basteln, und da es auf Weihnachten ging, wollte er die Gelegenheit benützen, um Weihnachtsgeschenke zu machen. Er begann mit Ton zu arbeiten, wobei ihm eine Schüssel sehr gut gelang, die er später bemalen wollte. Er wurde fröhlich und lebendig, und ich war glücklich darüber, wie sehr ihn die beiden Bilder, mit denen er seine Problematik unbewußt mitgeteilt hatte, befreiten. Nachdem er zwei Vormittage gebastelt hatte, legte er noch einmal ein Bild in den Sand.

Dieses zeigte nun einen völlig andern Charakter (Abb. 37). Mit außergewöhnlicher Sorgfalt wurde eine breite Straße mit einer Unterführung gebaut. Diese bereitete beträchtliche Schwierigkeiten und erforderte ausgedehnte Holzkonstruktionen, bis der Sand darauf-

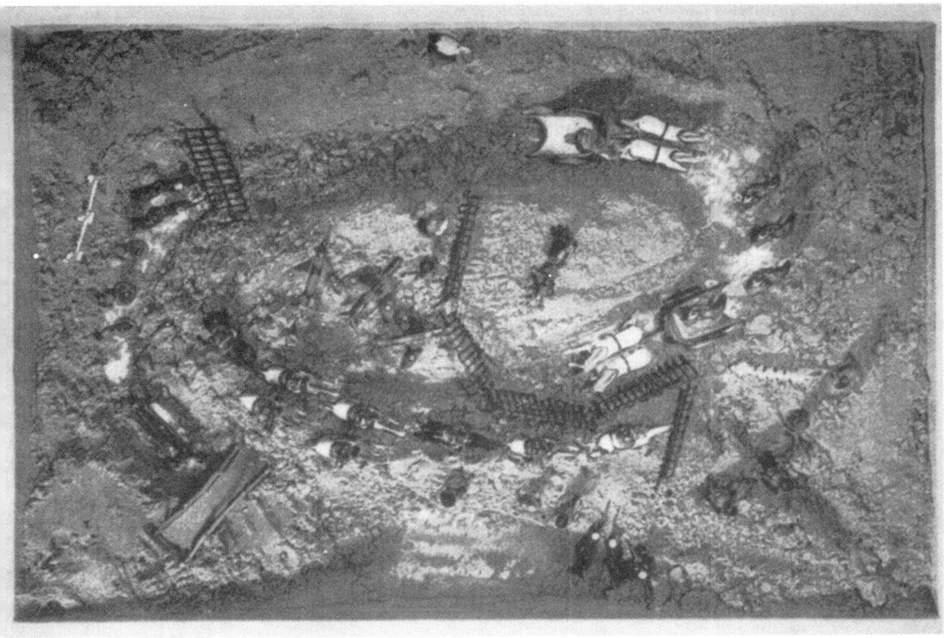

35

36

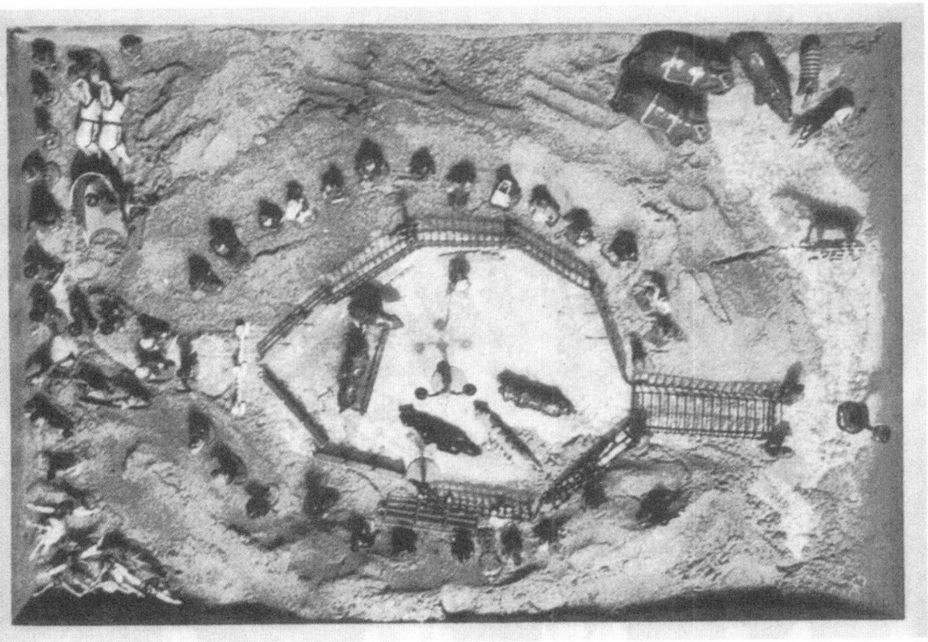

gelegt werden und eine solide Straße bilden konnte. Reger Verkehr in beiden Richtungen war durch einen gut sichtbaren Streifen in der Mitte der Straße geregelt. Auch die Straße zur Unterführung war belebt, und Polizisten betreuten den Verkehr, der geordnet verlief.

Dies war ein Zeichen dafür, daß die aggressiven Kräfte, die im ersten Bild dargestellt waren, nun in geordnete Bahnen geleitet worden waren und ihre Aggressivität verloren hatten.

Dort, wo der Knabe im ersten Bild den Pelikan hingestellt hatte, stand in diesem Bild, jedoch auf der gegenüberliegenden Seite, eine Krankenschwester. Christian hatte gespürt, daß er hier völlig angenommen war und fühlte sich infolgedessen wie im Schutz einer pflegenden Mutter, was nun einen heilenden Einfluß auszuüben begann.

Am folgenden Tag wandte er sich wieder ganz dem Basteln zu. Wie er so beschäftigt war, ein kleines Flugzeug für seinen Bruder zu konstruieren, sagte er plötzlich: «Frau Kalff, Sie können mehr als ein Doktor.» «Wie meinst du das», fragte ich. «Ich habe seit zwei Tagen ein trockenes Bett.» Darüber freute ich mich herzlich mit ihm und hoffte im Stillen, daß dies so bleiben würde. Der Zweifel, ob das Spiel hilfreich sei wie Pillen – womit er die Hilfe des Arztes meinte – war behoben. Es schien sich ein Erfolg der Behandlung anzudeuten, und ich besprach mit Christian die Möglichkeit, den Lehrer um einen verlängerten Urlaub zu bitten. Er war sogleich begeistert von dem Plan, und wir erreichten eine Verlängerung der Ferien um acht Tage. Christian kam täglich und bastelte weiter Weihnachtsgeschenke; er wollte für alle, die Brüder und die Eltern, etwas bereithalten. Über das Bettnässen wurde nicht gesprochen. Doch eines Tages sagte er wieder, den Kopf schüttelnd: «Es ist wirklich wahr, Sie können mehr als die Ärzte.» Das Bett blieb trocken. Er sprach von seinen Eltern, von seinen Brüdern und ließ mich seine Anhänglichkeit an sie spüren. Allen wollte er an Weihnachten eine Freude bereiten. Und das Schönste wäre, so hoffte er, wenn er nach Neujahr mit seinen Kameraden in ein Skilager gehen könnte. Bis jetzt hatte er seines Übels wegen immer zu Hause bleiben müssen.

Länger als 14 Tage konnte er nicht bleiben. Am letzten Tag bat ich ihn, noch einmal ein Bild in den Sand zu legen (Abb. 38).

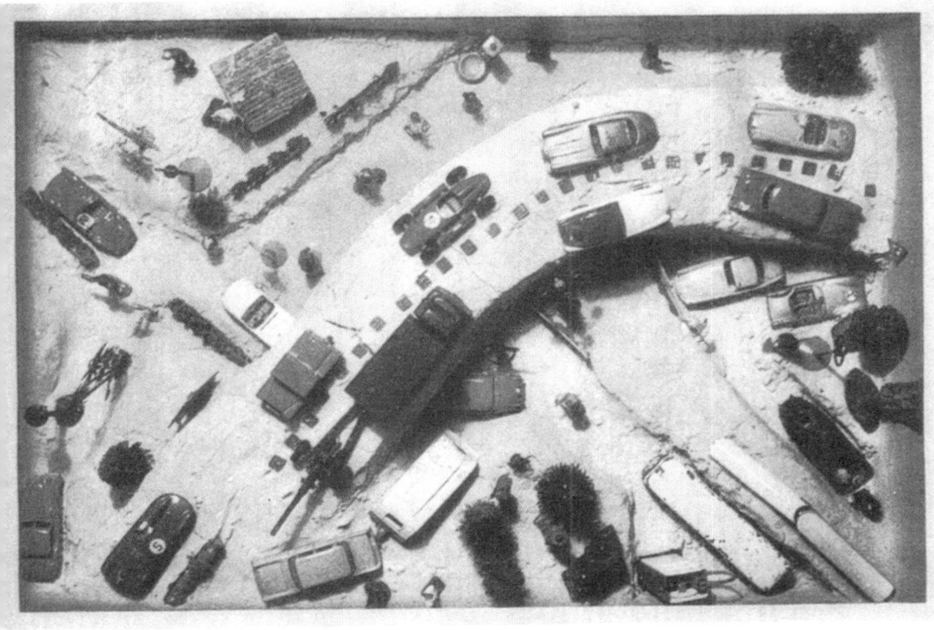

37

38

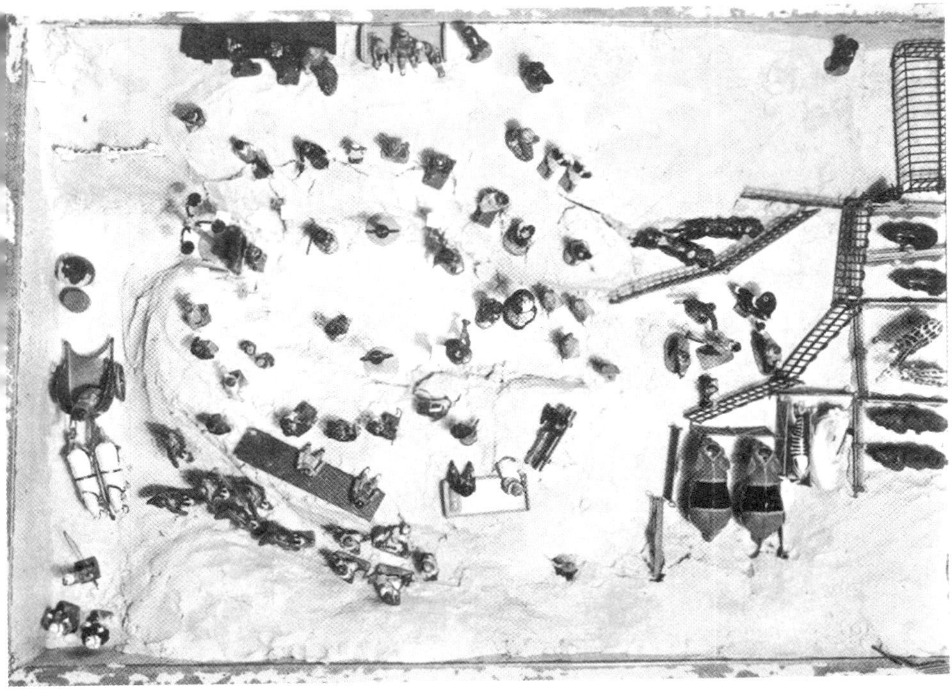

Wiederum stellte es einen Zirkus dar. Doch dieses Mal waren es die Engländer, die in der Arena eine Vorstellung gaben.

Sie standen nun für seinen inneren Frieden. Ich selbst konnte kaum glauben, daß in so kurzer Zeit eine innere Wandlung stattgefunden hätte. Ich schlug Christian vor, mit ihm vorläufig in telephonischem Kontakt zu bleiben, da ich fürchtete, eine abrupte Unterbrechung der vertraulichen Beziehung könnte einen Rückschlag hervorrufen. Beim Abschiednehmen flüsterte er mir noch einmal ins Ohr: «Sie können wirklich mehr als ein Arzt!»

Noch einige Zeit blieben wir mit einem wöchentlichen Telephonanruf in Kontakt. Nach und nach wurden die Abstände der Kontaktnahme größer, bis diese schließlich ganz aufhörte.

James

Instinktverlust infolge einer Identifikation mit einer extravertierten Mutter

Der 16jährige James war für sein Alter außerordentlich groß. Seine Schultern waren breit wie die eines Mannes, auch seine Allüren waren eher die eines Erwachsenen; er rauchte ununterbrochen und unterhielt sich sehr lebhaft. Seine Devise war: möglichst viele Freunde haben, um nie allein sein zu müssen.

Er war der Zweitälteste von fünf Kindern. Seine ganze Familie war von den USA für ein Jahr nach Europa gekommen, und die Kinder sollten deutschsprachige Schulen besuchen, um mit den Menschen und der Kultur des andersgearteten Erdteils in engen Kontakt zu kommen. Allein, es war vorauszusehen, daß James, der in Amerika Lern- und Konzentrationsschwierigkeiten gehabt hatte und nur mit größter Mühe das High-school-Pensum hatte bewältigen können, in einer fremdsprachigen Schule versagen würde. Vor allem entsprach sein Englisch nicht den Anforderungen seiner Altersstufe, und es schien ausgeschlossen, daß er später in einem College Aufnahme finden würde.

Aus diesem Grund baten mich die Eltern, den Jungen für die erste Zeit ihres Europaaufenthalts bei mir wohnen zu lassen.

Schon in den ersten Tagen kam die große Unruhe, die den Jungen beherrschte, zum Ausdruck. Er konnte nicht allein sein, sich auch nicht beschäftigen. Selbst illustrierte Zeitschriften schaute er im Eiltempo durch. Dies führte zu einem extravertierten Leben: fast täglich besuchte er ein Kino oder traf sich mit andern Jugendlichen im Café. Das «Zu Hause-Sein» bedeutete ihm eine Qual. Es war für mich jedoch sogleich ersichtlich, daß diese Extraversion nicht echt war. Die Gesten, die seine Gespräche begleiteten, verrieten Hilflosigkeit, ebenso sein Gang, der trotz seiner scheinbaren Beweglichkeit eher schwerfällig war. Es schien mir, als wollten sein Füße sich am Boden festklammern, als suchten sie an der Erde Halt. Was mochte die Ursache sein, die sich hinter diesem scheinbaren Erwachsensein verbarg?

Gleich zu Beginn der Therapie entstand ein Sandbild, das eine ländliche Szene darstellte (Abb. 39): eine Farm mit Gänsen, Hühnern, ein Mutterschwein mit den Ferkeln; ein Bauer, der sein frisch geackertes Feld einsäte; zwei Pferde, ein helles und ein dunkles in einem Gehege; blühende Bäume und weidende Kühe. Das Gelände war von einem kleinen Fluß durchzogen, der sich links in einen See ergoß. Das Ganze machte einen sehr friedlichen Eindruck, und ich fragte mich, ob darin die Sehnsucht des Jungen nach Naturverbundenheit sich Ausdruck verschafft hatte.

Doch zwei Dinge fielen mir auf: Auf dem Feld, auf dem die Kühe weideten, stand neben den saftigen, grünen Bäumen ein kleines, kahles, blattloses Bäumchen, auf dem zwei Raben saßen. Die Kuh, als milchgebendes Muttertier, war schon in vielen früheren Kulturen ein Symbol für die nährende Mutter – in Mesopotamien, in Ägypten, in China und bis heute in Indien –, so daß der Bereich der weidenden Kühe in unserem Bild ohne weiteres als der des Mütterlichen betrachtet werden kann.

Da das blattlose Bäumchen gerade im Bereich der weidenden Kühe zu finden war, neigte ich zur Annahme, daß irgend etwas in der Kind-Mutter-Beziehung gestört war. Die sich daraus ergebende Frage an James' Mutter, ob irgendein Ereignis oder eine ernste Krankheit im ersten Lebensjahr vorgekommen sei, die auf die Entwicklung des kleinen Knaben einen Einfluß hätte haben können, rief folgende Erinnerung in ihr wach:

Als James 9 Monate alt war, erkrankte er an einer Bronchitis, die mit Inhalationen behandelt wurde. Durch unvorsichtige Handhabung des dafür bestimmten Apparates fing die Wiege Feuer. Glücklicherweise wurde der Kleine dabei nicht schwer verletzt, es blieb ihm lediglich eine kleine Narbe auf der Stirn. Ich nahm jedoch an, daß dieses Ereignis bei James einen Schock verursacht hatte, der in Anbetracht des zarten Alters, in dem das Kind normalerweise noch ganz in der Mutter-Kind-Einheit lebt, genügend wirksam war, um diese Beziehung zum mindesten zu stören. Möglich war, daß dieses Erlebnis auf die Entwicklung des noch ganz unbewußt lebenden James einen Einfluß ausgeübt hatte. Doch mußten dafür noch weitere Anhaltspunkte gefunden werden.

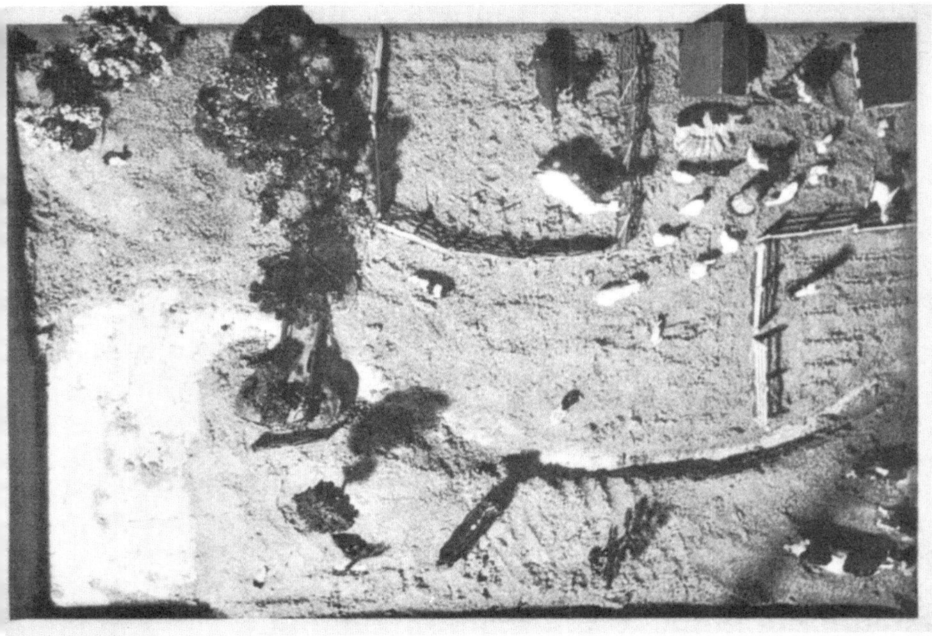

39

Das zweite, was mir an dem Sandbild auffiel, waren die zwei Pferde in dem vollkommen abgeschlossenen Gehege. Dieses wies keine Öffnung, kein Tor auf.

Die Symbolik des Pferdes ist vielschichtig und muß von verschiedenen Seiten betrachtet werden.

Zunächst bedeutet das Pferd die Instinktsphäre. Auf dieser Ebene ist es mit dem Menschen in der Beziehung Roß und Reiter eng verbunden. Im Märchen geleitet es den verirrten Prinzen nach Hause; dort wird es oft als hellhörig und hellsichtig erwähnt, somit wird es zum Psychopompos. Als dunkles Pferd ist es dem Poseidon, dem griechischen Gott des Meeres, zugeordnet. Nach der Sage durchfährt er das Meer, das er mit seinem Dreizack aufwühlt. Das geflügelte Pferd der griechischen Mythologie ist Pegasus, der mit seinem Huf die Quelle Hippokrene öffnet. Daher wird ihm die Fähigkeit zugesprochen, Unbewußtes (Wasser) ans Licht zu befördern.

Pferde bedeuten weiter ihres schnellen Ganges und ihrer Intensität (Pferdekräfte) wegen seelische Energien.

Das weiße Pferd steht in Verbindung mit dem Licht, mit der Sonne. Weiße Pferde zogen den Helioswagen. Weiß war auch das Pferd, das den chinesischen Mönch nach Indien trug, der die Buddhaschriften nach China brachte. Dort wurde dem Pferd ein Tempel geweiht. Auf diese Weise wird es auch mit der Religion in Zusammenhang gebracht. Nicht nur in der chinesischen Tradition, auch in der christlichen ist das weiße Pferd zu finden. In der Offenbarung 19, 11 heißt es, daß Christus auf einem weißen Pferd reiten wird, die beiden bösen Tiere zu bekämpfen, die aus der Unterwelt herauskommen werden.

Da nun die beiden Pferde, ein dunkles und ein helles, vom übrigen Bereich der Farm völlig abgeschlossen waren, lag die Vermutung nahe, daß zunächst ein Instinktverlust an der einseitigen Entwicklung des Jungen schuld war.

Eine Schule konnte er in diesem Zustand nicht besuchen, und doch schien es mir wünschenswert, daß er sich mit der deutschen Sprache ein wenig befreundete. Ein Student übernahm diese Aufgabe, ihn zu unterrichten.

Am wichtigsten jedoch schien mir der Versuch, ihm Zugang zu

seinen Instinkten zu verschaffen. Da er Tiere liebte, erkundigte ich mich im Zoologischen Garten nach einer Volontärstelle. Wir hatten Glück, das vorgeschriebene 16. Altersjahr hatte er bereits überschritten. Auch war er im Besitz einer Versicherung, was Bedingung war.

Nun ging er regelmäßig zwei bis drei Nachmittage in den Zoo und reinigte Affenkäfige. Nach getaner Arbeit beobachtete er die Tiere. Diese Aufgabe machte ihm sichtlich Spaß. Nach und nach kannten ihn die Tiere und forderten ihn zum Spiel auf. Eines unter ihnen war James sehr zugetan und zeigte ihm auch seine Zuneigung.

Um mich über James' Schulstufe zu orientieren, schaute ich mir seine Schulbücher an. Sie waren ziemlich zerrissen und machten den Eindruck, als gehörten sie einem Jungen, der sich langweilte, besonders da die Ränder vollgekritzelt waren. Da entdeckte ich auf der letzten weißen Seite eine kleine Zeichnung, die Christus am Kreuz darstellte: eine männliche Figur, der jedoch das männliche Glied fehlte. Deutlicher hätte James seine Situation nicht darstellen können: Er kam sich gekreuzigt vor, da er seine Männlichkeit nicht hatte entwickeln können.

In der Tat schien er sehr an die Mutter gebunden. Er war ihr Lieblingssohn, und er war ihr so völlig ergeben, daß sein eigenes Wesen nicht hatte zur Entfaltung kommen können.

Ein Traum, den mir James erzählte, bestätigte meine Befürchtungen: Der Weg, der zu seinem Haus führte, war zu beiden Seiten mit Krokodilen gesäumt.

Krokodile haben einen drohenden, aggressiven, ja verschlingenden Aspekt. Jung erwähnt in *Wandlungen und Symbole der Libido*, S. 299, die theriomorphen Symbole und sagt von ihnen, daß sie sich immer auf unbewußte Libidomanifestationen beziehen, die entweder allgemein dem Unbewußten zugehören oder aber auf die Verdrängung der Instinkte hinweisen. Weiter sagt er: «Letztere sind die vitalen Grundlagen, die Lebensgesetze überhaupt. Die durch Instinktverdrängung ausgelösten Regressionen führen stets in die psychische Vergangenheit und damit auch in die Kindheitsphase, wo die ausschlaggebenden Mächte anscheinend und zum Teil auch wirklich die Eltern waren.»

Der Junge stand in Gefahr, von den «Krokodilen» angegriffen und verschlungen zu werden. Um ihnen zu begegnen, war es notwendig, daß er mit seiner Instinktsphäre in Kontakt kam. Aus der Beziehung zu den Tieren, im besonderen aus derjenigen zu seinen «Freunden», den Affen im Zoo, erhoffte ich eine Begegnung mit jenen Energien, die noch tief im Unbewußten schlummerten. Nur wenn er sie kennenlernte, würde er über sie verfügen können! Da das Krokodil im Wasser und auf dem Land lebt, stellt es eine Verbindung vom Unbewußten zur Bewußtseinssphäre dar.

Als er nun zum ersten Mal getrennt von der betont extravertierten Mutter lebte, die sein Tun und Lassen bestimmte, war es ungeheuer schwierig für James, sich zu orientieren. Doch schien er sich in unserem Haus überraschend bald wohlzufühlen, und er versuchte auch, sich nach den in unserem Hause üblichen Gewohnheiten zu richten. Ich legte Wert darauf, daß er sich möglichst auf seine eigenen Beobachtungen verließ, um ihm ein Gefühl von sich selbst zu geben. Die Privatstunden, die er fast täglich bei dem Studenten hatte, schienen ihn auch bald so weit zu bringen, daß er sich ein wenig auf Deutsch unterhalten konnte. Schreiben konnte und wollte er nicht; es machte ihm außerordentlich Mühe, und seine Schrift war so gut wie unleserlich. Zuerst fügte er sich der Aufforderung, einen Traum oder ein Erlebnis aufzuschreiben, nur äußerst ungern. Er wurde jedoch sichtlich ruhiger und begann, sich auch mehr für seine eigene Sprache zu interessieren.

Es waren zwei Monate vergangen, als James eines Tages nach Hause kam und erklärte: «Ich habe dem Zoodirektor mitgeteilt, daß ich nicht weiter im Zoo arbeiten werde.» Ich war nicht wenig erstaunt über seinen selbständig gefaßten Entschluß, doch respektierte ich ihn. Auf meine Frage, was er denn nun unternehmen möchte, antwortete er: «Ich will zur Schule gehen.» Dies war für mich noch überraschender, doch besprachen wir sogleich, welche Schule in Frage kommen könnte, da er sich doch erst an die deutsche Sprache gewöhnen mußte. Schon nach ein paar Tagen ging er als Hörer in eine Privatschule, während er die Deutschstunden mit vermehrtem Einsatz fortsetzte. Zu jenem Zeitpunkt entstand dann auch ein Sandbild, das die unerwartete Wendung in seinem Zustand anzeigte (Abb. 40):

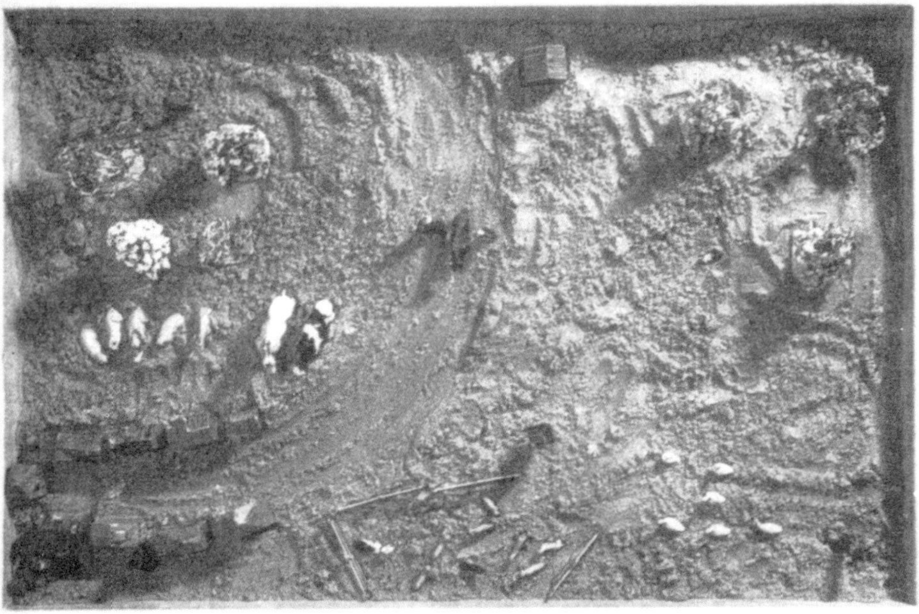

40

Links unten in der Ecke baute er ein kleines Dorf, aus dem ein ziemlich breiter Weg quer durch das Bild nach oben führte. Ein Mädchen trieb die Gänse nach Hause, und ein Hirte war im Begriff, die jungen Schäfchen aus dem Pferch in den Stall zu holen. Weidende Schafe, ein Pferd und eine Kuh gingen dem Dorf zu. Es war offensichtlich Abend. Auf dem Weg dem Dorf zu bewegte sich eine kleine Gruppe: ein Mann und eine Frau mit einem Esel. Auf meine Frage, ob diesen Menschen irgendeine Bedeutung zukäme, sagte er, es seien Maria und Josef auf dem Weg zum Dorf, da Maria vor der Geburt des Kindes stehe.

Diese Aussage rührte mich aufs tiefste! War es möglich, daß James, der anscheinend nur daran dachte, von sich weg zu kommen, schon auf dem Weg war, zu sich selbst zu finden? War das Kind, das geboren werden sollte, seine eigene neue Situation? Sollte er selbst «neugeboren» werden? Wohl waren einige Anzeichen dafür vorhanden, z. B. in der Art und Weise, wie er von seinen Freunden, den Tieren im Zoo, sprach, oder wie er die Beziehung zu mir aufgenommen hatte. Es stand für mich außer Zweifel, daß James im Begriff war, einer Zentrierung im Unbewußten, wie sie im Kleinkindalter stattfindet, nahezukommen.

Obwohl die Geburt Christi ein einmaliges und damit ein geschichtliches Ereignis darstellt, hat es archetypischen Charakter. «Christus ist der Sohn Gottes, er ist der Logos, der Iudex mundi und Salvator, eine allumfassende Ganzheit. Er ist der Hirte und der Mittelpunkt der Herde. Er ist vollständiger und vollkommener als der natürliche Mensch. Er überragt und umfaßt diesen, der sich zu ihm verhält wie ein Kind zum Erwachsenen, oder wie ein Tier (Schaf) zum Menschen!» (C. G. Jung, Gesammelte Werke Bd. XI, S. 169)

Der junge James hatte in diesem Bild die Annäherung an seine eigene innere Religiosität ausgedrückt. Seiner Tradition entsprechend, trug sie christlichen Charakter, ohne daß sie vorher bewußt gepflegt worden wäre.

James war auf dem Weg, sich in die Hand einer archetypischen Mutterfigur zu geben; es war Maria, die Gottesmutter, die im Bild auf dem Weg zur Geburt war. Außerdem war der Hirte dabei, die jungen Schäfchen vor der Nacht in Sicherheit zu bringen.

In der Abendstimmung und der Vorbereitung auf die Nacht, in der das große Ereignis geschehen sollte, war auch eine bedeutende Introversion, eine Bereitschaft für die tieferen Schichten des Unbewußten in James angedeutet.

James wurde nun angewiesen, täglich ein wenig zu schreiben, entweder ein Tagebuch oder eine Geschichte nach seiner Wahl, vorerst, um sein Englisch, das sehr schlecht war, zu üben.

So entstand in Abständen die Erzählung von einem jungen Mann, dem er den Namen Tol gab, der seine Familie verließ und nur mit einem Messer bewaffnet in den Wald zog. Ich möchte den wesentlichen Teil der Geschichte hier wörtlich (d. h. in der Übersetzung) wiedergeben:

«Tol hielt einen Moment inne, um der Sonne zuzuschauen, wie sie über die Baumwipfel emporstieg. Halb lächelnd nahm er sein Messer zur Hand und ging langsam den Hügel hinunter. Als er unten war, ging er nach links, da er die Geborgenheit unter den Bäumen der offenen Ebene vorzog. Er beschleunigte seine Schritte, in der Hoffnung, bald einem schmalen Wasserlauf zu begegnen, denn er war durstig. Nachdem er etwa eine halbe Meile gegangen war, hielt er plötzlich inne. Indem er die Richtung änderte, ging er langsam weiter. Er war kaum ein paar Meter gegangen, als er abermals anhielt. Mit leichtem Stirnrunzeln ging er ein wenig schneller. Nachdem er mehrere hundert Meter so gegangen war, machte er plötzlich halt. Diesmal war er sicher! Es waren Menschen in der Nähe! Die Luft war voll von ihrem Geruch. Zur Sicherheit erklomm er rasch einen tiefhängenden Ast und kletterte dann höher. Nun konnte er die Männer sehen, wie sie sich langsam in einer Reihe fortbewegten. Sie kamen an Tols Baum vorbei und waren bald außer Sicht. Sowie Tol sicher war, daß sie gegangen waren, sprang er von dem Baum herunter und rannte in der entgegengesetzten Richtung davon. Er rannte so lange, bis er Geruch und Geräusch hinter sich gelassen hatte. So oft wechselte er die Richtung, bis er parallel lief zu dem Weg, auf dem er die Männer hatte verschwinden sehen. Dann ging er in gleichem Tempo weiter, bis er gegen Mittag zu einem Flüßchen kam. Nur kurz hielt er an, um etwas Wasser zu trinken; dann ging er weiter.

Den Rest des Morgens verbrachte er ruhig, nur ein- oder zweimal hielt er an, um ein wenig zu trinken. Um die Mittagsstunde fühlte er sich sehr hungrig, so machte er eine kleine Drehung nach links und trat auf eine große Lichtung. Er stand in dem hohen Gras, und während er sich an das helle Licht gewöhnen mußte, hielt er nach Nahrung Ausschau. Nach einer Weile entdeckte er eine Gazelle, die abseits von ihrer Herde graste. Der Wind war günstig für ihn, und sie stand in Wurfweite seines Messers. Sie gab noch Lebenszeichen, als er bei ihr anlangte, aber er brach ihr rasch das Genick. Sorgfältig schnitt er ein Stück heraus und begann es zu essen. Nachdem er genügend gegessen hatte, um seinen Hunger zu stillen, legte er sich ins Gras, um zu schlafen; aber ehe er einschlief, waren seine Gedanken wie immer zu Hause.»

Zwanzig Tage später:

«Als der Schlaf über ihn gekommen war, begann Tol zu träumen: Er ging den Weg hinaus zur Höhle, sah seine Frau am Eingang sitzen und mit ihrem 7jährigen Sohn Ruk spielen. Als er die Anhöhe erreicht hatte, schaute er sich um; die Bäume grünten, und der süße Duft der soeben erblühten Blumen war in der Luft. Unten im Tal konnte er sehen, wie große Tiere sich einen Weg durch das Dickicht bahnten. Dies war das schönste Jagdgebiet im Umkreis von fünfzig Meilen. Da waren Gazellen, Bären, das große Mammut und alle Arten von Vögeln. Da gab es Früchte und Wasser. Sich umdrehehd, rief er nach Frau und Kind, die ihn noch nicht wahrgenommen hatten. Ruk, der ihn zuerst erreichte, umschlang ihn mit seinen kleinen Armen, während seine Frau, ein wenig zögernd, ihn mit Tränen in den Augen begrüßte.

Noch im Aufwachen konnte er die Freude von Frau und Kind über seine Rückkehr hören, und nur mit Widerwillen stand er auf und verfolgte seinen Weg weiter.»

Vierzehn Tage später:

«Tol kam an jenem Nachmittag verhältnismäßig gut voran, und als das Dunkel der Nacht über die Erde kam, schaute er nach einem Baum aus, auf dem er schlafen konnte. Nach langem Suchen fand er einen alten, starken Baum, auf dem er Zuflucht suchte. So weit es ging, kletterte er hinauf und legte sich auf einen dicken Ast. Wie er dort lag, den Schlaf erwartend, versuchte er die verschiedenen

Geräusche der Nacht zu unterscheiden: den lauten und schrillen Schrei eines Pterodactylus, der umherflog, Nahrung zu suchen; das Grunzen eines Tyrannosaurus, der in der Nähe schlief; die Stimmen und das Grunzen der kleineren Tiere, die sich auf ihrer ewigen Suche nach Nahrung durch die Nacht bewegten.

Er dachte darüber nach, wie er durch Tage und Wochen hindurch auf der Suche nach Kezz, dem Pferd, gewesen war. Vor zwei Wochen hatte er es bei der Höhle gesehen, und seither hatte er seine Spur zu verfolgen gesucht. Aber diese ging verloren, als er hinter die Berge gelangte. Er war dann gezwungen, nach Hause zu gehen, wo seine Frau und sein Kind geduldig auf ihn warteten.

Bald waren seine Gedanken nur noch wildes Durcheinander, und dann schlief er ein.»

Sieben Tage später:

«In der Frühe aufgewacht, kletterte er vom Baum herunter und stand im Sonnenlicht, den Vögeln lauschend, die hoch oben in den Baumkronen saßen. Wie groß war der Unterschied der Töne des frühen Morgens, verglichen mit denen der Nacht! Der Morgen war erfüllt von dem Optimismus des neuen Tages, während die Nacht erfüllt war von Kampf und harter Arbeit. Er war so erfüllt von dem Morgen, daß er es in die Welt hinausschreien wollte. Stattdessen aber rannte er durch den Busch, ohne zu wissen, wohin er ging. Ganz unerwartet kam er an einen kleinen See und sprang hinein. Er erfrischte sich in dem kühlen Wasser, dann setzte er sich ans Ufer, um zu trocknen. Kurz darauf sah er, wie ein großer Kopf, gefolgt von einem schlangenartigen Hals, aus dem Wasser auftauchte, nach Luft schnappte und mit einem lauten Zischen wieder ins Wasser versank. Nachdem er sich erholt hatte, hielt Tol Ausschau nach Nahrung. Langsam, als ob er sich fürchtete, kroch er zum Wasser. Eine ganze Weile stand er über das Wasser gebückt, bis er den Fisch fand, den er sich wünschte. Mit unglaublicher Geschwindigkeit tauchte er danach, aber der Fisch war noch schneller und verschwand. Noch dreimal versuchte er es, jedoch ohne Erfolg. Das vierte Mal gelang es ihm, einen ordentlich großen zu fassen, den er prompt gegen einen Baum schlug. Daraufhin rieb er ihn an einem Felsen, um die Schuppen zu entfernen. Dann löste er das Fleisch von den Gräten, und ohne große Eile verzehrte er es in drei Bissen. Dann wusch er seinen Mund, nahm das Messer zur Hand und ging seinen Weg weiter. Der Morgen war wunderbar! Der Mensch kam sich wie ein Zwerg vor, als er zwischen den Stämmen der Bäume hindurchrannte. Die Kronen waren in Nebel getaucht, während die unteren Zweige von dichtem Moos bedeckt waren. Er hatte das deutliche Gefühl, in einer Welt von Riesen zu sein.

Während Tol so durch den Wald lief, bewegten sich Tiere um ihn herum. Ein großer Prontosaurus kaute Gras. Nicht weit entfernt kam ein kleines Reh zum Vorschein und wurde alsbald von einem wolfähnlichen Tier verfolgt. Ein Pterodactylus flog über seinen Kopf hinweg, nach kleineren Tieren Ausschau haltend. Ein wilder Tiger stand auf einem hohen Felsen und brüllte in die Welt hinaus. Weit entfernt hörte er den letzten Schrei eines kleineren Tieres, das zwischen die Zähne eines größeren geraten war.

Nichts von alledem nahm Tol bewußt wahr, jedoch drang alles in sein Unbewußtes. Wenn er das Geräusch eines größeren Tieres wahrnahm, änderte er sofort die Richtung, je nachdem, woher das Geräusch kam. Es war jedoch nicht jedesmal richtig. Einmal, als er durch den Busch schlenderte, sah er sich plötzlich einem Tyrannosaurus gegenüber und hatte Glück, nicht zwischen dessen Zähne zu gelangen.

Als er so weiterging, waren seine Gedanken wieder gefangengenommen von der Möglichkeit, das Pferd zu fangen. Er wußte, daß er, wenn es ihm noch einmal zu Gesicht käme, nur noch *eine* Chance hätte; denn sollte er es verfehlen oder verletzen, so würde er es nie mehr fangen können. Plötzlich waren seine Gedanken unterbrochen. Er wußte nicht genau warum, aber da war etwas nicht in Ordnung. Er hielt inne. Da, gleich vor ihm, stand sein Pferd, strahlend weiß in der Morgensonne. Es war etwa 20 Fuß von ihm entfernt, aber Tol war sicher, daß es seiner nicht gewahr war. Sehr langsam kam es näher. Als es etwa in einer Entfernung von 10 Fuß von ihm war, versuchte Tol rasch einen Plan zu machen, um das Pferd zu fangen. Am liebsten hätte er es in irgendeine Einzäunung gebracht, doch hatte er keine Zeit, eine solche zu verfertigen. Für eine Weile war er völlig unschlüssig, was er nun tun sollte. Als seine Gedanken bei der Reise der letzten Tage verweilten, erinnerte er sich an ein kleines Tal, das als

Einzäunung benützt werden könnte. Aber wie sollte er das Pferd dorthin leiten? Wenn er sich hinter das Pferd stellte und es seinen Geruch wahrnehmen ließ, würde er es wohl genug erschrecken, um es in die gewünschte Richtung treiben zu können. Tol wollte es jedoch nicht in Angst versetzen, sonst würde es wieder in die Berge hinauf fliehen. Ganz langsam kroch er hinter das Pferd, immer darauf bedacht, auf keinen Ast zu treten. Nach einiger Zeit war es ihm möglich, direkt hinter das Pferd zu gelangen. Vorsichtig bewegte er sich weiter auf das Tier zu. Zuerst hatte das Pferd keine Notiz von ihm genommen, aber als er näherkam, hörte es auf zu fressen. Als Tol noch näher kam, ging es weiter. Auf diese Weise verfolgte er es während drei Stunden. Dann war es so weit, daß Tol die Öffnung zu dem Tal entdeckte, aber er fürchtete, daß das Pferd nicht hineingehen würde. Doch als er näher kam, gab es kein Zeichen von Angst vor der Falle, in die es geleitet wurde. Auf einmal begab es sich auf den felsigen Weg, der in den Canyon führte. Sobald es drin war, warf Tol Zweige und Äste über den Eingang. Das Pferd war sein!

Nun, da er das Tier hatte, mußte er einen Weg finden, es zu zähmen. Tol wußte, daß das Pferd, nachdem er es in eine Falle gelockt hatte, ihm gegenüber mißtrauisch sein würde, hatte er es doch seiner Freiheit beraubt. Um es zähmen zu können, mußte er ihm zuerst zeigen, daß er sein Freund sein wollte. Daher brachte er ihm jeden Morgen kleine Leckerbissen, in der Hoffnung, sein Vertrauen zu erwecken. Zuerst scheute Kezz und rannte an das andere Ende des Tals, aber nach und nach gelang es Tol, dem Tier das Fell zu streicheln, während es ihm aus der Hand fraß. Nach mehreren Tagen hörte das Pferd auf Tols Pfeifen und galoppierte ihm entgegen.

Viele Tage vergingen, bis Tol sich entschloß, den nächsten Schritt zu wagen. Er wollte den Corral betreten. Sehr früh eines Morgens kroch er unter dem Eingang durch und stand neben dem Pferd. Kezz stutzte einen Moment, schaute sich den neuen Freund an und trottete zum andern Ende des Corrals. Langsam näherte Tol sich ihm, eine große Frucht in der Hand, und sprach sehr leise zu ihm. Das Pferd schien unentschlossen, ob es bleiben oder weggehen sollte. Endlich entschloß es sich zu bleiben und erlaubte Tol, seinen Hals zu streicheln. Nun kam Tol jeden Tag in den Corral hinein, ohne daß er versucht hätte, sich auf den Rücken des Pferdes zu setzen, aus Furcht, das Vertrauen von Kezz zu verlieren, das er so vorsichtig aufgebaut hatte.

Etliche Wochen vergingen, und Tol wußte, daß er früher oder später den Versuch, das Pferd zu besteigen, wagen müsse. An einem schönen Frühlingsmorgen kam er früher als gewöhnlich zu Kezz. Sobald er bei ihm war, merkte er, daß das Pferd fühlte, daß etwas Ungewöhnliches in der Luft lag. Tol sprach zu ihm, und gleichzeitig versuchte er, es zu besteigen. Langsam saß er auf. Kezz stand ganz ruhig, aber kaum spürte er Tols Gewicht auf seinem Rücken, als er sich aufbäumte und Tol abwarf. Er landete mit einem harten Schlag auf dem Boden. Langsam erhob er sich und ging dem Pferd entgegen, das ans andere Ende des Corrals galoppiert war. Wiederum sprach er ihm leise zu, und wiederum versuchte er aufzusitzen. Doch immer wieder warf es ihn ab. Er versuchte es unentwegt von neuem, und mit jedem Versuch bockte das Pferd weniger, bis es Tol gelang, auf Kezz im Corral herumzureiten, ohne abgeworfen zu werden. Das Pferd war gezähmt! Tol sprang ab, er öffnete das Tor des Corrals und ließ Kezz hinaus. Als er pfiff, kam Kezz wieder herbei.

Das war der Anfang einer langen, wirklichen Freundschaft zwischen Tier und Mensch, die durch Jahrhunderte dauern sollte.»

In der Geschichte von Tol hat James seine eigene Entdeckungsfahrt in sein Inneres beschrieben. Er hatte die äußere Welt verlassen und sich in die Steppe und in den Urwald, d. h. in die tiefsten Schichten seines Unbewußten, begeben. Sehr schön beschrieb er, wie er den Menschen aus dem Weg ging; er wollte und mußte mit sich allein sein. Zu lange schon hatte er sich nur nach außen orientiert, ohne zu wissen, welche Energien in ihm selbst schlummerten.

Schritt für Schritt hat er die Annäherung an seine animalische Triebsphäre, symbolisiert in den Urwald- und Steppentieren, beschrieben. Anfänglich mied er sie, doch später, vom Hunger getrieben, mußte er sich mit ihnen auseinandersetzen. Er jagte ein Wild, eine Gazelle, und aß so viel davon, bis sein Hunger gestillt war. Daß es eine Gazelle war, die im Mythos oft als Bild für die Seele steht – ein scheues, flüchtiges Tier, das ständig auf der Flucht vor Raubtieren ist – zeigte mir deutlich, wie sehr James von übermächtigen, aggressiven Trieben bedroht war.

Indem er davon aß, bis sein Hunger gestillt war, integrierte er so viel von seiner bedrohten Naturhaftigkeit, bis er auf der Hut zu sein vermochte, um nicht zwischen die Zähne eines Raubtieres zu geraten.

Gestärkt nach tiefem Schlaf in den Zweigen eines Baumes, kam er am darauffolgenden Tag zu einem kleinen See. Nur mit Mühe gelang es ihm, einen Fisch zu fangen.

Um sich gegen die ungünstigen, verschlingenden Einflüsse seiner früheren Umgebung zu schützen, mußte er seine eigenen verborgenen Inhalte aus dem Unbewußten (Wasser) fischen. Er hatte ja schon in seinem Sandbild, das die bevorstehende Geburt Christi darstellte, seine eigene Neugeburt angedeutet. «Der Fisch, der im Wasser lebt», sagt Jung in *Wandlungen und Symbole der Libido*, S. 330, «hat in den Träumen gelegentlich die Bedeutung des ungeborenen Kindes, denn dieses lebt vor der Geburt im Wasser wie der Fisch.»

Der Fisch, der von Tol gefangen und gegessen wurde, war wohl in James' Entwicklung von großer Bedeutung. Er wurde aus der Tiefe des Unbewußten geholt, wodurch James um die Inhalte bereichert wurde, die der Fisch verkörpert.

Seiner vielen Eier wegen ist er ein Fruchtbarkeitssymbol – durfte man annehmen, daß James einen noch unbekannten Reichtum in sich barg? Vor allem aber ist der Fisch ein Symbol Christi. Christus wurde oft mit dem Namen *ἰχθύς* (griech. Wort für Fisch, dessen Buchstaben Jesus Christus ergeben: *'Iησοῦς Χϱιστὸς ϑεοῦ ὑιὸς σωτήϱ*) angerufen. Jung sagt, daß das Fischsymbol daher die Brücke darstelle zwischen der historischen Gestalt Christi und der seelischen Natur des Menschen, in der der Archetypus des Erlösers ruht.

James hatte ganz unbewußt nach einer Erlösung aus seinem Zustand gesucht, die sich nun ganz tief in seinem Unbewußten anzubahnen begann. Noch mehr, es schien, als ob das Selbst sich auf der frühkindlichen Stufe abzuzeichnen begänne.

Nachdem er den Fisch gefangen und wie in einem Ritual verspeist hatte, entdeckte er die herrliche Natur, die ihn umgab, die hohen Bäume, die den Menschen ganz klein erscheinen ließen. Diese Stelle erinnerte mich an einen Ausspruch Zen-Meisters Suzuki, der mir einmal sagte: «Der westliche Mensch will die Natur bezwingen, der östliche empfindet sich als winzigen Teil von ihr.»

Erst jetzt war James wirklich der Erde nahe. Tiere schlichen durchs Dickicht, und in seiner Freude über den herrlichen Morgen in der Natur erinnerte er sich plötzlich an das Pferd, das zu fangen er sich vorgenommen hatte.

Es ging nicht lange, bis er es entdeckte: «Strahlend weiß in der Morgensonne...»

Die Sicherheit, die James durch die Annäherung an seine eigene Natur gewonnen hatte, ermöglichte ihm, das Pferd mit aller Vorsicht zu fangen und genügend Geduld zu seiner Zähmung aufzubringen.

Tief ergriffen war ich von seinen Worten: «Das war der Anfang einer langen, wirklichen Freundschaft zwischen Tier und Mensch.» Damit war ihm der Zugang zu seiner Instinktsphäre gelungen, was einer Neugeburt gleichkam.

James hatte verstanden, daß seine von willkürlichen Meinungen geprägte Bewußtseinshaltung eine völlig einseitige gewesen und daß er von ihr in die Irre geleitet worden war. Nur auf dem Mutterboden der eigenen Instinkte konnte er seine Individualität entwickeln.

Zu jener Zeit erzählte er mir folgenden Traum: «Ich war irgendwie zusammen mit den Eltern auf der Suche nach Ostereiern. Das Eigenartige war, daß wir keine Eier, sondern Geschenke fanden. Ganz gegen die Gewohnheit war ich sehr nett zu meiner Schwester. Sie bekam ein Pferd und einen Wagen, in dem sie herumfahren wollte; doch fragte ich sie, ob ich das Pferd lenken dürfe. Sie war einverstanden, und so fuhr ich meine Schwester in ihrem Wagen herum.»

Im Mittelpunkt der Osterbräuche steht das Schenken von Ostereiern, Symbolen der Fruchtbarkeit. Nun war kein Zweifel mehr, daß James einer fruchtbareren Zeit entgegenging.

Im Traum waren die Eltern zugegen, sie traten jedoch nicht in die Handlung ein. James selbst lenkte nun das Pferd, das den Wagen seiner Schwester zog. Daß seine Schwester im Wagen saß, zeigte mir, daß das Animabild der Mutter in den Hintergrund getreten war und das der Schwester, ein jüngeres, an Bedeutung gewann. Quelle des neuen Lebens wurde nun die Schwester. In *Psychologie und Alchemie*, S. 109, IN 4, sagt Jung über diesen Vorgang: «Dies ist eigentlich ein normaler Lebensvorgang, der sich aber in der Regel völlig unbewußt vollzieht. Die ‚Anima' ist ein Archetypus, der immer vorhanden ist.

Die Mutter ist der erste Träger dieses Bildes, das ihr auch die faszinierende Bedeutung für den Sohn gibt. Via Schwester und ähnlicher Figuren wandert es dann über zu der geliebten Frau.»

James' Wandlung machte sich auch im täglichen Leben deutlich bemerkbar. Er äußerte den Wunsch, nicht mehr als Hörer, sondern als Schüler die Schule zu besuchen. Zu diesem Zweck wechselten wir noch einmal die Schule, damit auch hier durch einen Neuanfang das Geschehen Bedeutung erlange. Wir belegten für James alle Fächer, die ihm die Möglichkeit geben sollten, in absehbarer Zeit das Examen zum Eintritt ins College zu bestehen.

Obwohl die deutsche Sprache noch ein Handicap bedeutete, verfolgte er die Stunden mit großem Einsatz und arbeitete ausgiebig an seinen Hausaufgaben.

Bald fand er auch eine Freundin, und obwohl er nun fast immer zu Hause war – er erlaubte sich selbst nur *einen* wöchentlichen Ausgang! – gestaltete sich das Leben nun viel reicher für ihn.

Eines Tages stellte er mir ganz unvermittelt die Frage: «Mrs. Kalff, glauben Sie an Gott?» Ich erzählte ihm, daß ich nicht nur glaube, sondern daß ich seine Existenz erfahren hätte. Dies war der Auftakt zu Gesprächen religiöser und philosophischer Natur.

Wenn wir uns ernsthaft mit Jugendlichen befassen, machen wir die Erfahrung, daß in der Pubertät mit der physischen Entwicklung eine geistige Vertiefung einhergeht. Bei vielen Primitiven wurden den Übergängen von einer Lebensstufe zur andern, vor allem derjenigen vom Kind zum Manne, durch ausgedehnte Zeremonien die Weihe gegeben. Diese sind heute weitgehend verschwunden, oder sie haben ihren tiefen Sinn verloren. Um so wichtiger ist es daher in der Therapie, vor allem mit Jugendlichen, auf die Frage nach Gott einzugehen. Allein in der Beziehung zum Archetypus des Göttlichen im Menschen kann der Jugendliche die Transformation zum Erwachsensein wirklich vollziehen. Diese wiederum stellt sich dann ein, wenn der Mensch den natürlichen Zugang zu seiner Instinktsphäre hat.

Ein Bild, das James etwa drei Monate später im Sand gestaltete, bestätigte meine Erkenntnisse. Es stellte wiederum eine Landschaft dar (Abb. 41):

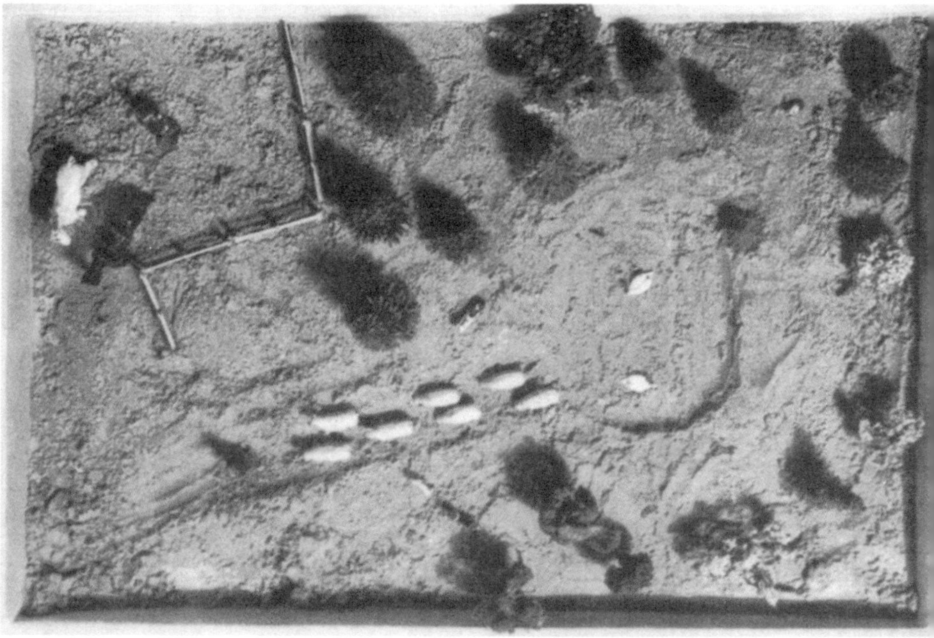

41

Links ein Corral mit 2 Pferden, einem dunklen und einem hellen, die auf das geöffnete Tor zugehen. Ein Hirt mit seiner Herde. Rechts außen schwimmen zwei Schwäne in einem Teich.

Sowohl die Pferde wie auch der Hirt mit seiner Herde bewegten sich nach links – zum Unbewußten – hin. Darin war eine deutliche Introversion angedeutet, wie James sie durchgemacht hatte, als er seine Geschichte schrieb, die nun ihre Wirkung ausübte. Die Pferde waren nicht mehr eingeschlossen wie im ersten Bild, sie waren im Begriff, ihren Corral zu verlassen und mit der Welt in Beziehung zu treten. Dies bedeutete, daß James sich seiner Instinktsphäre genähert hatte und einen von seiner Natur her bestimmten Zugang zur Umwelt bekam.

Der Hirt stellt vermutlich ein Sinnbild Christi dar, den guten Hirten mit den Schafen.

Im ersten Bild waren zwei Raben auf dem dürren Bäumchen gesessen. Man hätte sie in der damaligen Situation leicht als Unglücksvögel, also von ihrem negativen Aspekt her, betrachten können. James war ein Unglücksvogel und hatte seine melancholischen Stimmungen über sein Unvermögen mit einem betont extravertierten Gebaren überdeckt.

Raben aber waren auch oft Freunde der Eremiten. Sie waren die Götterboten, die jenen in der Einsamkeit lebenden Menschen Hilfe brachten. In der Bibel (Ps. 147, 9; Hiob 38. 41) werden die Raben als eine Art Gottesvögel dargestellt; in der Not rufen die jungen Raben den Gott an und werden erhört.

Damit hatte James völlig unbewußt in seinem Initialbild den in der Therapie einzuschlagenden Weg gezeigt. Bei einem Indianerstamm in James' Heimat hat der Rabe die Bedeutung des Lichtbringers. Das Licht scheint dort am hellsten, wo das Dunkel am tiefsten ist. Daher mußte James zunächst seine zu rationale Bewußtseinssphäre verlassen, um in seinem Innern das Licht zu finden, das seine kreativen Seiten beleuchtete.

Die Schwäne, die nun in seinem Bild auftraten, verkündeten den lichten Aspekt. Jung erwähnt in *Symbole der Wandlung*, S. 607, daß «Schwan» die gleiche Wurzel «Sven» habe, wie die Sonne und die Töne, und er gibt ihm die Bedeutung von Wiedergeburt und neuem Leben. Indem er als Sonnenvogel das Helle, das Lichte verkörpert, weist er auch auf ein erweitertes Bewußtsein hin, auf die Realisation von inneren Möglichkeiten.

Gleichzeitig verkörpert er noch einen ganz andern Aspekt: er ahnt Zukünftiges. Wenn wir ein ungutes Gefühl haben, so sagen wir: «Mir schwant Unheil.» Es war jedoch nicht vorauszusehen, welcher der beiden Aspekte bedeutungsvoller sein würde.

James arbeitete guten Mutes auf sein Examen hin, und eines Tages meldete er sich zur Prüfung an, nicht eigentlich um sie zu bestehen, aber «um zu sehen», wie er sich ausdrückte, «wie viel verlangt wird.» Nach geraumer Zeit kam der Bericht, daß er das Examen bestanden habe! Die Freude war mächtig, nun stand ihm auch das Collegestudium offen!

Doch nun tauchte eine andere Frage auf. Er hatte sich während etwas mehr als zwei Jahren an unsere Lebensweise gewöhnt. Wie würde er jetzt seine Heimat empfinden? Er erwog den Plan, mit einem Frachter, der mehrere Wochen unterwegs sein würde, die Reise zu machen. So würde er Zeit haben, sich auf die Zukunft, auf das ganz andere, das ihn wieder erwartete, vorzubereiten.

Allein seine Eltern, die ihren Sohn und das Erreichte feiern wollten, entschieden anders. Sie sandten ein Flugbillet – so rasch wie möglich sollte er zu Hause sein! Es war nicht verwunderlich, daß ihm der Gedanke eines so raschen Übergangs von einer Welt zur andern so etwas wie eine innere Panik verursachte.

Er träumte: «Ich war in meiner Heimatstadt in einem großen Haus. Es schien ein Feuer ausgebrochen zu sein. Gott war da, aber aus irgendeinem Grund konnte er nicht helfen. Man rief dann nach dem ‚Mann im Mond'. Ich sah ihn, wie er von weither aus dem Weltraum kam. Er und Gott gingen in einen Raum und berieten sich. Das Weitere war unklar.»

Das Feuer, das ausgebrochen war, deutete auf die innere Emotion bei James hin. Gott allein vermochte nicht zu helfen. Doch wer war der «Mann im Mond», der Gott beistehen sollte?

Es gibt unendlich viele Varianten in Sagen und Mythen über das «Gesicht» im Mond. In manchen Märchen wird der Mann zur Strafe in den Mond entrückt. In unserem Zusammenhang jedoch, wo ein Feuer gelöscht werden sollte, schien mir zunächst die norddeutsche

Sage von dem großen Mann, der sich bei Ebbe bückt, um Wasser auf die Erde zu gießen, sinnvoll. Der Mond, im Gegensatz zur glühend heißen Lichtkugel des Tages, verkörpert durch seinen Einfluß auf die Meeresflutungen in den Mythen fast aller Völker das wäßrige Naturprinzip.

In einem chinesischen Märchen wird der Mann im Mond als auf dem blühenden, duftenden Kassiabaum sitzend erwähnt. Das süße Fruchtmark des Kassiabaumes wird in Afrika auch Manna genannt. Manna heißt die in der Wüste den Israeliten vom Himmel gesandte Speise. Sie soll nachts mit dem Tau vom Himmel gefallen sein. So wird Manna oft Himmelbsrot oder auch Mondspeise genannt. Manna wird in der Heiligen Schrift dem Tau verglichen, dieser wiederum war ein Symbol des Gebets. In der Offenbarung Johannes, Ap. 2. 17, heißt es: «Wer überwindet, dem will ich von dem verborgenen Manna geben.»

An diesem Traum wurde noch einmal mit aller Deutlichkeit ersichtlich, wie ungeheuer wichtig für James die Begegnung seines Bewußtseins mit dem Unbewußten war. Auf rationale Weise wäre dies unmöglich gewesen. Jedoch dadurch, daß James das Selbst, von dem ich annehmen mußte, daß es sich im frühen Kindesalter nicht manifestiert hatte, in der Geburt Christi symbolisch erlebt hatte, war ihm ein Reichtum zuteil geworden. Er konnte nicht nur über seine Fähigkeiten zu lernen verfügen; er hatte auch ein Stück Männlichkeit entwickelt, womit er die Anpassung ans Kollektiv leisten konnte.

Vor allem aber war seine Seele in die unmittelbare Nähe Gottes gelangt, den er im Gebet um Hilfe angehen konnte. Dieses hatte er schon ins tägliche Leben aufgenommen.

Es war zu hoffen, daß diese Erfahrung dem jungen James die Stürme, die das Leben auch ihm bringen würde, ein wenig mildern werde.

Dede

Überwindung einer Sprechhemmung

Dede wurde 5½jährig zu mir gebracht. Die Begebenheiten, die sich während einer 2½jährigen Behandlung zugetragen haben, waren so vielschichtig wie seine Abstammung und würden den Rahmen des vorliegenden Buches sprengen. Es seien hier daher nur einige Momente herausgehoben, die für die Entwicklung des Knaben ausschlaggebend waren.

Nach der Aussage der Eltern vereinigte der Knabe in sich Blut aus Kaukasien, Kurdistan, der Türkei, Kreta, Byzanz und der Schweiz, und daher auch große rassische, kulturelle und religiöse Gegensätze: urtümliche Volkskultur, Islam, altes und neues Christentum. Zwei weibliche Vorfahren mütterlicherseits waren als Kinder aus Nomadenzelten gestohlen und in reichen türkischen Familien aufgezogen worden. Obwohl diese die Steppe durchwandernden Stämme in ständiger Fehde mit den christlichen Nachbarn lebten, waren ihre kriegerischen Handlungen von einem hohen Ethos der Familientreue getragen.

Ich schicke diese Einzelheiten voraus, weil der Knabe mir gleich einen ungewöhnlichen Eindruck machte. Eigenwillige und doch treuherzige Augen schauten mich an, während er sich an die Mutter lehnte.

Sein Wortschatz bestand aus wenigen Worten, was keineswegs seinem Alter entsprach. Auch sonst wies er einige beängstigende Symptome auf. Er verlangte die ständige Präsenz der Mutter, verbarg sich auf der Straße in ihren Mantel und wollte in der Nacht eine Kapuze tragen. Er hatte eine ausgesprochene Vorliebe für Blau und weigerte sich, Pullover einer andern Farbe zu tragen. Wollte man sich gegen seinen Willen durchsetzen, versteifte er sich völlig. Es war auch nicht möglich, ihn zu bewegen, in die Badewanne zu steigen. Er liebte Musik und zeichnete auf große Packpapiere.

Eine normale Entwicklung schien in Frage gestellt.

Von der Kinderärztin erfuhr ich über sein Verhalten im Kinderspital, als er 1¾jährig, an einer akuten Staphylokokkenvergiftung erkrankt, dort eingeliefert worden war. Die erfahrene Ärztin erzählte mir, daß seine Muskeln dermaßen angespannt waren, daß bei einer Einspritzung die Nadel brach. Drei Tage lang schwebte der Knabe in Lebensgefahr, daraufhin erholte er sich relativ rasch. Allerdings konnte er nach der Krankheit weder gehen noch sprechen. Obwohl er zuvor ein gesundes Kind zu sein schien, mußte er nun von neuem gehen und sprechen lernen. Während das Gehen keine Schwierigkeiten bot, blieb die Entwicklung der Sprache weit hinter dem Normalen zurück.

Nun war der Eintritt in die Schule auf Grund eines psychiatrischen Gutachtens fraglich, und dies war vor allem der Grund einer Kontaktnahme mit mir.

Die erste Stunde verbrachten wir zusammen mit seinem um vier Jahre älteren Bruder im Garten, wo wir mit einer Seilbahn spielten, so daß ich den Knaben vorerst einmal beobachten konnte. Mit Gesten und wenigen Worten dirigierte er den Spielverlauf. Sein Bruder hatte nicht viel zu sagen.

Als nun Dede zum ersten Mal allein zu mir kam, steuerte er geradewegs auf mein Grammophon zu und bedeutete mir, daß er gern Musik hören wolle. Auf einem niedrigen Stuhl sitzend, hörte er unverwandt der Musik zu. Nach einer Weile bedeutete er mir, ich solle mich neben ihn setzen. Wir hörten Mozart. Als die Platte zu Ende war, sagte er befriedigt: «Grün.» Dann kam Bartok an die Reihe. Diese Musik nannte er «Gelb». Ich begriff, daß diese Bezeichnungen den farbigen Etiketten in der Mitte der Platte entsprachen. Anschließend wollte er «Blau» haben. Es war Musik von Bach. Ich spürte seine Intensität beim Zuhören und erkannte, daß er die Farben nun auch mit bestimmten Komponisten in Verbindung brachte, wenn er sie mit grün, blau oder gelb bezeichnete. Einige Sitzungen brachten wir mit dem Anhören dieser drei Komponisten zu. Ich spürte, daß dadurch wohl eine gewisse Beziehung zu mir geschaffen war, fand aber, daß ich für die Therapie noch andere Mittel ergreifen mußte. Ich setzte mich ans Klavier und spielte und sang ein Kinderlied. Er rückte mit seinem Stuhl ganz nah an mich heran und hörte sehr genau zu. Ich war sicher, daß ihm kein Ton entging. Unbeweglich saß er auf seinem Stuhl, und wenn ich eine Seite umdrehen wollte, um ein neues Lied zu singen, verhinderte er es bestimmt. Das Lied vom Mond und das danebenstehende Bild mit den Sternen und dem Mond am Himmel schien ihm zu gefallen. Zwei-, dreimal wiederholte ich alle Verse; etwas anderes wollte er nicht hören. Dann klappte er das Buch zu. Wir begaben uns daraufhin ins Spielzimmer im unteren Stockwerk. Als wir an einer elektrischen Zähluhr vorbeikamen, die leise tickte, stutzte er einen Moment und ergriff meine Hand. Ich spürte seine Unsicherheit und Angst und bedeutete ihm, daß nichts zu befürchten sei. Im Spielzimmer angekommen, begab er sich sogleich zum Sandkasten. Er bildete einen Hügel und durchbohrte diesen mit seinen Händchen von allen vier Seiten her, so daß ein Tunnel und in der Mitte ein Hohlraum entstand. Seine Gesichtszüge verrieten mir, daß er nichts anderes sah als diese Höhle. Dann entdeckte er eine Kerze, steckte sie hinein, und ich mußte sie anzünden. Dies schien ihm zu gefallen.

Die kommenden Stunden verbrachten wir abwechslungsweise am Klavier und am Sandkasten. An diesem schien er Freude zu haben, doch spürte ich, daß es hauptsächlich die in die Höhle gestellten Lichter waren, die ihn faszinierten. Den Sand formte er ganz schnell und streifte sofort den Rest von den Händchen, der hängen geblieben war. Die Berührung mit dem Sand schien ihm unangenehm. Nach einigen weiteren Stunden hellte sich Dedes Gesichtsausdruck auf, der bis jetzt eher ernst gewesen war. Er freute sich sichtlich zu kommen. Wurde er nach der Stunde abgeholt, so wollte er, daß die Haustür offen blieb, bis er verschwunden war. Er mußte sicher sein, daß ihm das Haus offenstand. Es entspann sich eine Vertrautheit, die er dadurch bekundete, daß er mir während des Klavierspielens auf den Schoß sitzen wollte. Immer wieder mußte ich die beiden Mondlieder singen – er hatte inzwischen in unserem Liederbuch* ein zweites Lied entdeckt – und wehe, wenn ich beim Singen einmal einen Vers übersprang! Er kannte sie offenbar nach kürzester Zeit alle.

Eines Tages entdeckte er Papier und Farbstift. Mit erstaunlich

---

* *Sang und Klang fürs Kinderherz*, Verlag Neufeld und Henius, Berlin S.W. 1909.

sicherem Strich zeichnete er ein großes Viereck, welches er als mein Haus bezeichnete. Er gab mir Papier und Stift und bedeutete, daß ich mein Haus ebenfalls zeichnen solle. Als ich die Tür einzeichnete, wollte er sie geöffnet sehen. Auch der alte Glockenzug neben dem Eingang durfte nicht fehlen. Dies gab ihm wohl die Gewißheit, daß er immer wieder kommen konnte. Er begann sich verstanden zu fühlen. Unendlich viele Male wollte er die Lieder hören: «Guter Mond, du gehst so stille» und «Weißt du, wieviel Sternlein stehen», und immer saß er regungslos beim Zuhören.

Es fiel mir auf, daß der Knabe ein sehr feines Gehör hatte. Er wurde auf jedes Geräusch aufmerksam. Als er eines Tages zur Stunde des «Elf-Uhr-Läutens» bei mir war, wurde er unruhig und wollte die Fenster geöffnet haben, um das Glockengeläute zu hören. Ich zeichnete eine Kirche und zeigte ihm, wo im Turm die Glocken hingen. Auch er zeichnete – es war mein Haus, das außer der Tür nun ein Zifferblatt bekam, welches er in einem Kreis darstellte. Darüber versuchte er, eine Glocke zu zeichnen. All dies geschah in Sekunden, mit einem Strich, der eine ungeheure Vitalität und Sicherheit erkennen ließ. – All sein Tun wurde von einer inneren Notwendigkeit bestimmt, die keine Alternative zuließ. Es wurde von seinem Unbewußten, welches das Problem noch im Dunkeln verhüllte, geradezu diktiert. Doch etwas in ihm drängte zum Licht. Das mochte der Grund sein, weshalb die Lieder vom Mond und den Sternen, die den Nachthimmel erhellen, und die Kerze in der Sandhöhle so ungeheuer wichtig waren. Alles andere interessierte den Knaben nicht. So wäre es z. B. in diesem Zeitpunkt ein aussichtloses Bemühen gewesen, ihm beizubringen, sich die Schuhe zu binden, selbst wenn er über die aufgelösten Schuhriemen stolperte.

Es waren zwei Monate vergangen, und wir näherten uns Weihnachten. Ich machte Dede auf ein Bild in unserem Liederbuch aufmerksam, eine Illustration zu «Stille Nacht, heilige Nacht». Es stellte eine hellerleuchtete Kirche und Häuser in der Christnacht dar und Menschen, die in einer tiefverschneiten Landschaft mit einer Laterne unterwegs waren. Dazu sang und spielte ich das Weihnachtslied. Dede hörte aufmerksam zu, auch als ich ihm die Geschichte von Christi Geburt erzählte. Er erinnerte sich an den Weihnachtsbaum mit den vielen Lichtern. Im Sand baute er nun nicht mehr eine Höhle, sondern stellte eine Kirche und ein Häuschen auf eine kleine Anhöhe (Abb. 42). Um das Bild zu vervollständigen, erleuchteten wir Kirche und Haus mittels elektrischen Lämpchen, wie sie für Puppenhäuser verwendet werden. Der Kirchturm wurde genau untersucht, ob sich Glocken darin befänden. Er hatte keine, und Dede war befriedigt. Jedoch lauschte er jedesmal bei offenem Fenster den Kirchenglocken, wenn sie die Mittagsstunde ankündeten. Weshalb war er wohl zufrieden, daß «unsere» Kirche keine Glocken besaß, da er deren Klang doch so gern hörte? Sein Wortschatz war noch immer äußerst beschränkt, und ich erfuhr erst später, daß er Angst hatte, die Glocken könnten herunterfallen. Immer und immer wieder mußte ich ihm versichern, daß ein Zwischenboden die Glocken vom übrigen Turmraum abschließe. Die Glocken, die sozusagen zwischen Himmel und Erde ihren Klang ertönen lassen, sind das Symbol der schöpferischen Energien. So mußte die Angst des Knaben, die Glocken könnten herunterfallen, wohl so verstanden werden, daß er von seinen schöpferischen Kräften hätte überwältigt werden können, denen er noch nicht gewachsen war. So bildete der «Zwischenboden» einen natürlichen Schutz. Und für den Therapeuten war es eine Aufforderung, die kreativen Äußerungen des Knaben genau zu beobachten und ihnen eine Richtung zu geben.

Nun waren es nicht mehr nur die Mondlieder, die Dede gefielen; auch die Weihnachtslieder mit den hübschen Bildern der Christnacht hörte er gern. Auch das Häuschen und die Kirche wurden immer wieder in den Sand gestellt. Manchmal kamen ein paar Häuser dazu, die ein Dorf bildeten, manchmal stand es allein neben der Kirche auf dem Hügel. Das Interessante war nun, daß er das Häuschen ab und zu als mein Haus bezeichnete und wiederum als das Haus des Christkinds. Ganz langsam schien sich nun eine Ablösung von der Situation der Mutter-Kind-Einheit, wie sie sich durch Übertragung während der Therapie gebildet hatte, vorzubereiten. Dede hatte sich ganz angenommen und verstanden gefühlt, und sein Selbst wurde behütet. Er war sozusagen in «meinem Haus neben der Kirche» aufgehoben. Die Tatsache, daß er das Häuschen nun manchmal als den Wohnort des Jesuskindes bezeichnete, zeugte

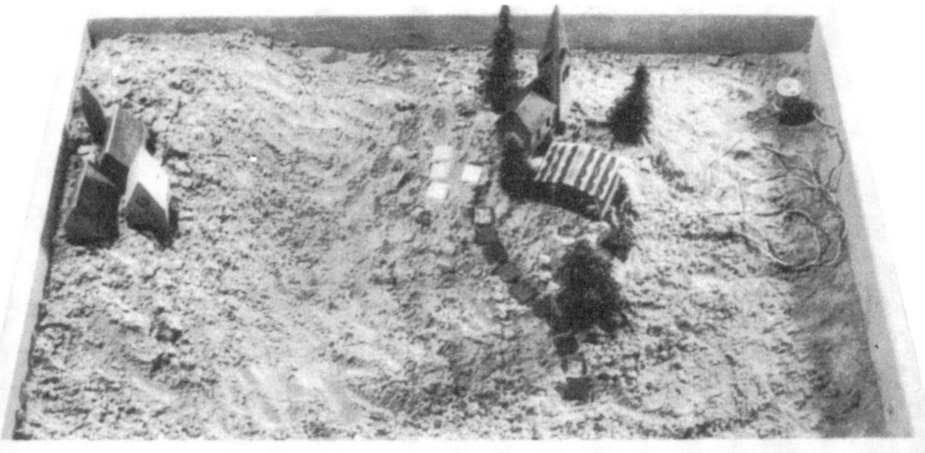

42

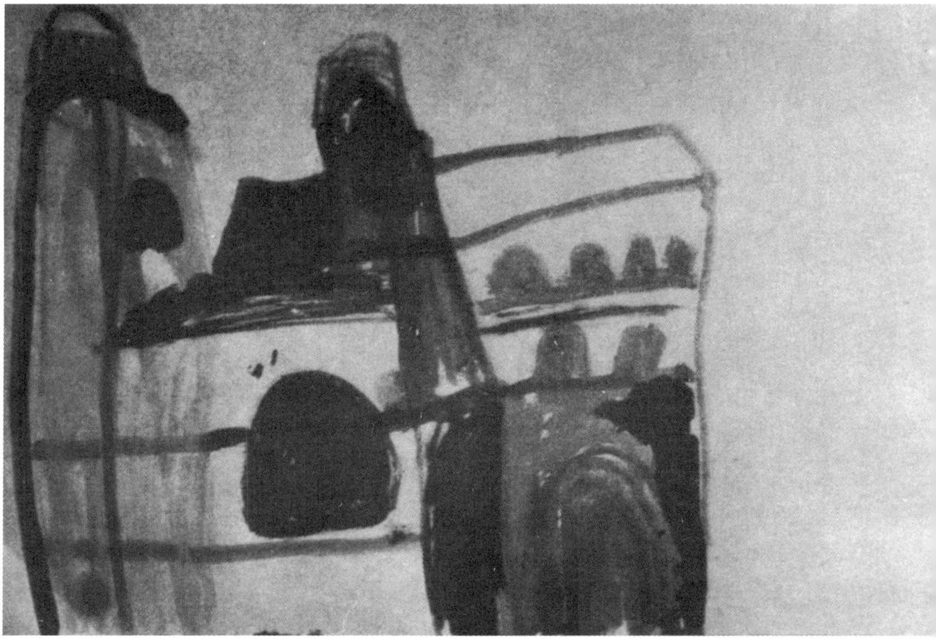

43

44

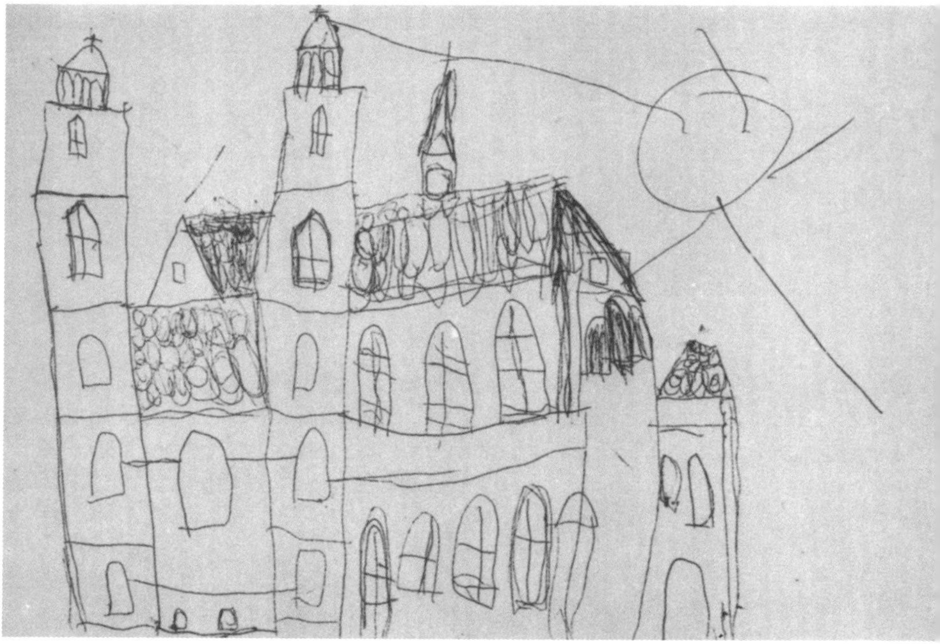

von der zu erwartenden Geburt des göttlichen Kindes – von der Manifestation des Selbst des Knaben – wie ich es in der Einführung beschrieben habe.

Nicht nur das Jesuskind begann ihn zu beschäftigen. Da auf den Bildern in unserem Liederbuch die Geburt Christi mit den erleuchteten Kirchen in Verbindung stand, fing er mehr und mehr an, sich für die Kirchen zu interessieren. Er hatte ja bereits mein Haus als Kirche gezeichnet. Mit Begeisterung betrachtete er mit mir einen Bildband von Kirchen und Kathedralen. Ja, es war erstaunlich, daß er sich jeweils von einem Mal zum andern ganz genau erinnerte, welche Gotteshäuser ich mit Namen genannt hatte, daß er sich sogar an Details erinnerte und z.B. anhand einer Fensterrosette eine bestimmte Kirche erkannte. Immer wieder wollte er das «Kirchenbuch» ansehen, und schließlich begann er, Kirchen zu zeichnen und zu malen (Abb. 43,44): keine Phantasiegebäude, sondern Kirchen, die er entweder auf einer Fahrt durch die Gegend oder in Büchern abgebildet gesehen hatte. Mit dem gleichen sicheren Strich, mit dem er anfänglich ein Viereck gezeichnet hatte, entstanden nun die Kirchen und Kathedralen. Was er in Worten nicht ausdrücken konnte, schien ihm im Zeichnen und Malen umso besser zu gelingen. Man spürte auch hier, daß eine innere Notwendigkeit am Werk war, die einen Ausdruck suchte, um sich mitteilen zu können. Sie schien bisweilen so mächtig, daß sie das ganze Wesen des Knaben beherrschte. Dies war wohl auch der Grund, warum keine menschlichen Figuren in seinem Spiel auftraten. Es war etwas ganz anderes, das ihn gefangen nahm.

War es möglich, daß sich in ihm ein christliches Bewußtsein manifestieren wollte, das seit Generationen in Dedes Vorfahren neben andern Traditionen schlummerte? Er schien fasziniert vom Anblick der kirchlichen Gebäude, von den Bildern in unserem Liederbuch, die den Stall in Bethlehem und die göttliche Geburt darstellten. Ebenso intensiv war er beim Zeichnen und Malen seiner Kirchen.

Weihnachten war vorbei, und ein weiterer Monat war verflossen.

Im Sand standen immer wieder das Häuschen und die Kirche, meist auf einem Hügel. Nach und nach kamen andere Häuser dazu und eine weitere Kirche. Keine Menschen – aber in einem der Bilder tummelten sich zwei weiße Pferde auf dem Dorfplatz*. Wie wir gesehen haben, tritt das weiße Pferd oft in Verbindung mit einer religiösen Erfahrung auf. Daß es zwei Pferde waren, mochte darauf hindeuten, daß eine solche Manifestation unmittelbar bevorstand.

Es ging nicht lange, so baute Dede ein hübsches Dorf auf eine Anhöhe (Abb. 45). Es war Winter, und das Holzhäuschen war tief verschneit, umgeben von schneebedeckten Tannen. Die Kirche stand unmittelbar dahinter. Eine Hochzeitskutsche, wie er sagte, mit der Königin und dem König, wurde von einem weißen und einem schwarzen Pferd den Hügel hinangezogen. Zwei Diener gingen voran. Ein großer Fuchs schien dem Hochzeitszug den Weg zu weisen.

Es war uns gelungen, während der Therapie die Mutter-Kind-Einheit herzustellen. Wie wir gesehen hatten, waren bereits Andeutungen von einer Loslösung zu sehen, indem mein Haus abwechslungsweise auch das Haus des Christkinds war. Das Selbst, symbolisiert in Christus, dem vollkommenen Menschen, begann sich aus der Mutter-Kind-Einheit zu lösen. In diesem Bild nun war das Selbst als die Vereinigung der Gegensätze in der Hochzeit von König und Königin dargestellt, in dem Gespann eines weißen und eines schwarzen Pferdes. In der Deutung der Märchen finden wir den Fuchs dort, wo eine Notwendigkeit zur Bewußtwerdung eines Inhalts besteht. Auch bei Saint-Exupéry *(Le petit prince)* ist der Fuchs derjenige, der Unsichtbares lehrt.

Nun war es klar geworden, daß die Intensität, mit welcher der Knabe der Musik der Weihnachtslieder und dem Glockengeläute zuhörte und seine Kirchen und Dome zeichnete – die Folge des notwendigen Durchbruchs zur Manifestierung eines von der christlichen Tradition geprägten Selbst war, das bis anhin in Dede geschlummert hatte. Der schlaue Fuchs, das heißt die Instinkte des Knaben, verhalfen ihm dazu.

Nicht lange darnach war «das Eis geschmolzen», und Dede begann, völlig normal zu sprechen. Es schien, als wäre er neu geboren.

---

* Deutung siehe Seite 84 und 122, Fälle von James und Marina

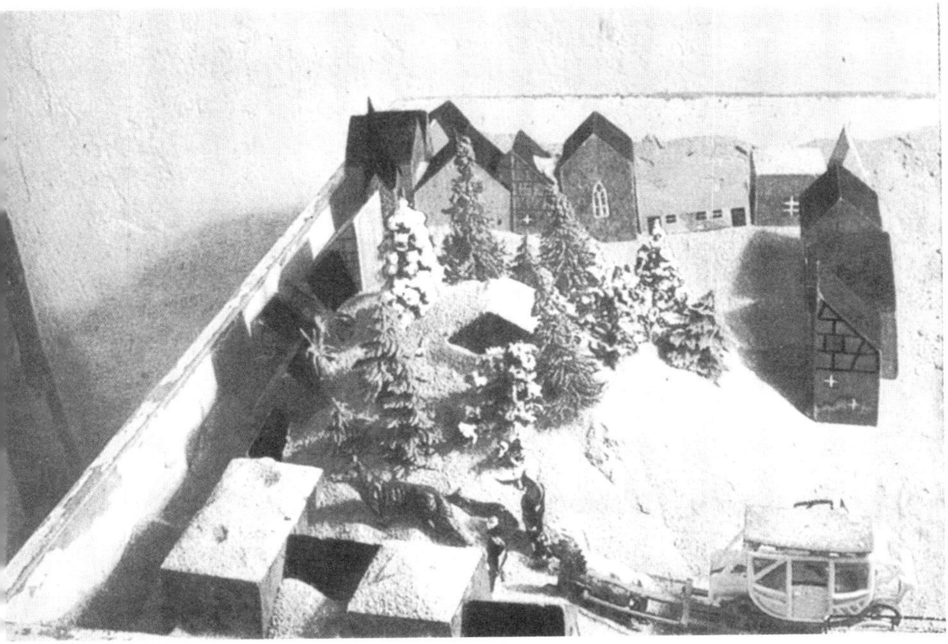

45

46

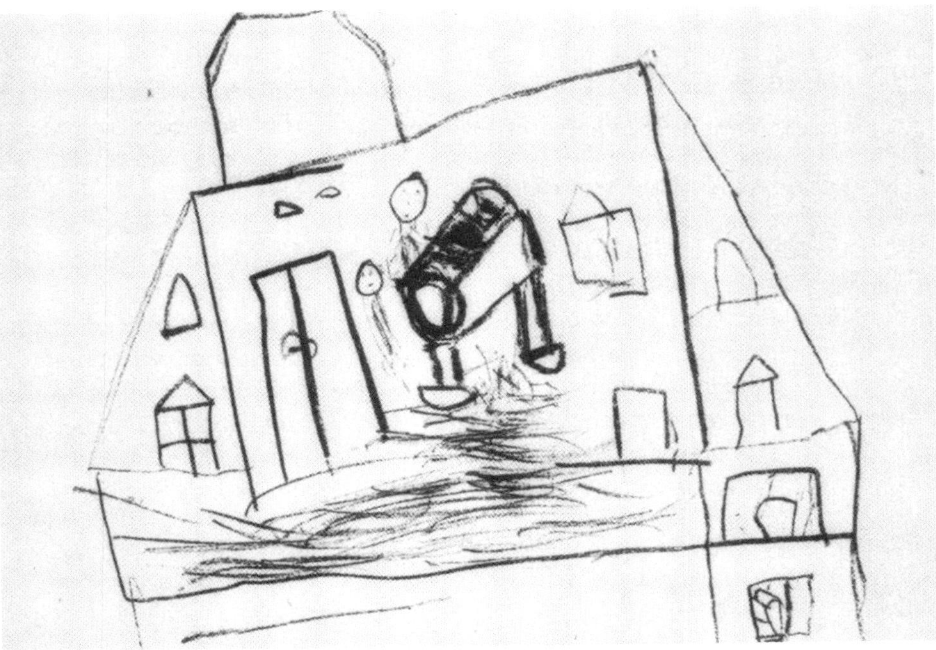

Nun entdeckte er auch andere Lieder in unserem Buch. Ganz gern hörte er «Alles neu macht der Mai» oder «Komm lieber Mai und mache die Bäume wieder grün», und er betrachtete das dazugehörige Bild, welches Kinder beim Spiel darstellte. Doch hörte er nicht mit der gleichen Intensität zu wie früher bei den Mondliedern. Viel länger verweilte er bei einem Bild, auf dem sonntägliche Kirchgänger durch besonnte Felder der Kirche zuwanderten. Dieses Bild löste viele Fragen aus. Alles wollte er wissen: Warum die Leute am Sonntag zur Kirche gehen, was sie dort täten. Ich erzählte ihm, daß sie den Geschichten, die der Pfarrer vom lieben Gott erzählte, zuhören, daß sie beten und singen zu der Musik der Orgel.

Wir setzten uns ans Klavier, und ich versuchte, einen Kirchgang und den Gottesdienst improvisierend darzustellen: das Glockengeläute, helle und dunkle Töne, das Eintreten des Pfarrers, den Gesang und die Orgelmusik. Dede war ungeheuer fasziniert und wollte diese Art Improvisation immer wieder hören, bis er schließlich mit seinen kleinen Fingern versuchte, das Gleiche zu tun. Es war unglaublich, wie sich die ungelenken Fingerchen abmühten, die richtigen Töne zu finden. Er fand sie! Und ich begann mich zu fragen, ob er über das absolute Gehör verfüge. Mit der gleichen Intensität, wie er früher den Liedern zugehört hatte, spielte er nun und hatte keine Ruhe, bis er die richtige Tonfolge auf den Tasten gefunden hatte.

Er wollte auch Geschichten vom lieben Gott hören. Aufmerksam hörte er zu, als ich ihm erzählte, daß Gott für alle Menschen da sei. «Dann muß er aber schon im obersten Stock wohnen», fiel er ein, «wenn er alle Menschen sehen will.»

Da er nun keine Schwierigkeit mehr hatte, sich sprachlich auszudrücken, trat die Frage nach dem Schulgang auf, den er normalerweise ein Jahr später antreten sollte.

Bis anhin hatte Dede kaum Kontakt mit der Außenwelt gefunden, es sei denn im Schutze seiner ihn umhegenden Eltern und seines um einige Jahre älteren Bruders. Mit seinen Eltern vereinbarte ich, daß ein Versuch mit einem privaten Kindergarten zwei- bis dreimal in der Woche gewagt werden sollte. Dies würde ihm ermöglichen, Kinder seiner Altersstufe kennenzulernen und sich an den Umgang mit ihnen zu gewöhnen. Dieser Versuch führte nur teilweise zum Erfolg. Dede zeigte nicht viel Lust, seine Hände wie andere Kinder seines Alters zu kleinen Basteleien zu gebrauchen. Auch machte seine Intensität der Lehrerin ein wenig zu schaffen. Dennoch ging er nicht ungern und erzählte von den Kindern.

Mittlerweile begann ihn bei seinen Besuchen bei mir ein anderes Problem zu beschäftigen. Eines Tages entdeckte er beim Durchblättern unseres Liederbuches das Bild zu einem Wiegenlied. Ich spielte es ihm vor: «Guten Abend, gut' Nacht...» Ob er es hörte, weiß ich nicht. Unverwandt haftete sein Blick auf dem Kind, das auf dem Bild in der Wiege lag. In der Folge mußte ich ihm immer und immer wieder versichern, daß das Kind nur nachts zum Schlafen in der Wiege liege. Wie alt das Kind sei, wollte er wissen. Ohne zu ahnen, was hinter der Frage verborgen sei, erklärte ich ihm, daß nur kleine Kinder in einer Wiege schliefen; sobald sie größer seien, würden sie in einem Bettchen untergebracht. Er hörte zu, doch sah ich ihm an, daß er meine Antwort wohl vernahm, aber wie von einer Angst gepackt war. Er schien trotz meiner Versicherungen bekümmert, daß das Kind nicht aus der Wiege herausgeholt werde.

Anstelle der Kirchen begann er, Wiegen zu zeichnen. Nun begriff ich, daß er noch einmal die Todesahnungen durchlebte, die er während seiner schweren Erkrankung im frühen Alter erfahren hatte. Möglicherweise war auch dies der Grund, weshalb er nicht in die Badewanne steigen wollte. Unbewußt fürchtete er sich davor, nicht mehr herauszukommen. Ein Bild zu dem Lied: «Schlaf, Herzenssöhnchen» tröstete ihn ein wenig. Auf diesem war eine Mutter abgebildet, die neben einer Wiege das Kind im Arm hielt.

Nun wurden über Wochen hinweg alle Arten von Wiegen gezeichnet. Dede verstand es nach vielem Üben, sie sogar perspektivisch darzustellen (Abb. 46).

Sonst entwickelte er sich recht gut. Nach einigen Monaten war ein Platz frei in einem städtischen Kindergarten, wo eine kluge Kindergärtnerin es verstand, ihn in diese Welt einzuführen. Wohl saß er oft zeichnend und malend ein wenig abseits der andern Kindern, aber die Kindergärtnerin ließ ihn gewähren.

In dieser Phase fühlte sich Dede von Märchen angesprochen, eines vor allem gab ihm viel zu denken: «Das Dornröschen». Es beschäftigte ihn, daß der Prinz das Dornröschen mit einem Kuß aus seinem tiefen Schlaf erweckte. In symbolischer Sprache deutete uns das Märchen Dedes Problem. Einerseits hatte es mit dem Erwachen aus der Todesgefahr zu tun, wie sie Dede im frühesten Alter erlebt hatte und die als Angst immer noch in ihm saß. Andrerseits aber bedeutete dieses Erwachen aus tiefem Schlaf eine Wiedergeburt, ein Erwecken zu neuem Leben. Dede zeichnete nun auch den Glassarg mit dem Dornröschen und dem Prinzen (Abb. 47). Es war zu hoffen, daß dadurch das alte Problem langsam einer Lösung entgegenging und eine neue Entwicklung beginnen konnte.

Die Idee der Erneuerung des Lebens verdichtete sich, als Dede sich wieder dem Sandspiel zuwendete. Er bildete einen breiten Fluß, und viele Menschen gingen zum Baden. Er sagte, daß alle ganz untertauchten und darauf wieder heraufkämen.

Später drückte sich Dede noch deutlicher aus, indem er eine Taufe darstellte (Abb. 48). Ein kleines Becken wurde in den Sand gestellt und ein Püppchen getauft, indem es unter Wasser gehalten wurde. Menschen und Tiere umgaben das Ritual in einem Kreis.

Wir wissen, daß die Taufe Christi auch ein Untertauchen war. Im frühen Christentum hatte die Taufe als Ritus zum Aufgenommenwerden in die Gemeinde große Bedeutung. Heute noch besitzt das geweihte Wasser in der Kirche eine schöpferische und verwandelnde Eigenschaft. Schon an diesen wenigen von den vielen Beispielen, die wir für das Untertauchen im Wasser aufführen könnten, erkennen wir, wie wichtig dieser Moment in Dedes Leben war. Ein erneuertes Leben konnte beginnen und sollte ihm nun langsam die Sicherheit für die Auseinandersetzung mit der Umwelt erleichtern.

Er entwickelte sich recht gut. Seine rege Phantasie konnte er im Malen und Zeichnen und neuerdings auch ein wenig im Klavierspiel ausdrücken. Zu meinem großen Erstaunen ruhte er nicht, bis er einige der Lieder, die ich ihm gesungen hatte, nach dem Gehör auf dem Klavier wiedergeben konnte.

Zur gegebenen Zeit konnte er in die erste Schulklasse aufgenommen werden.

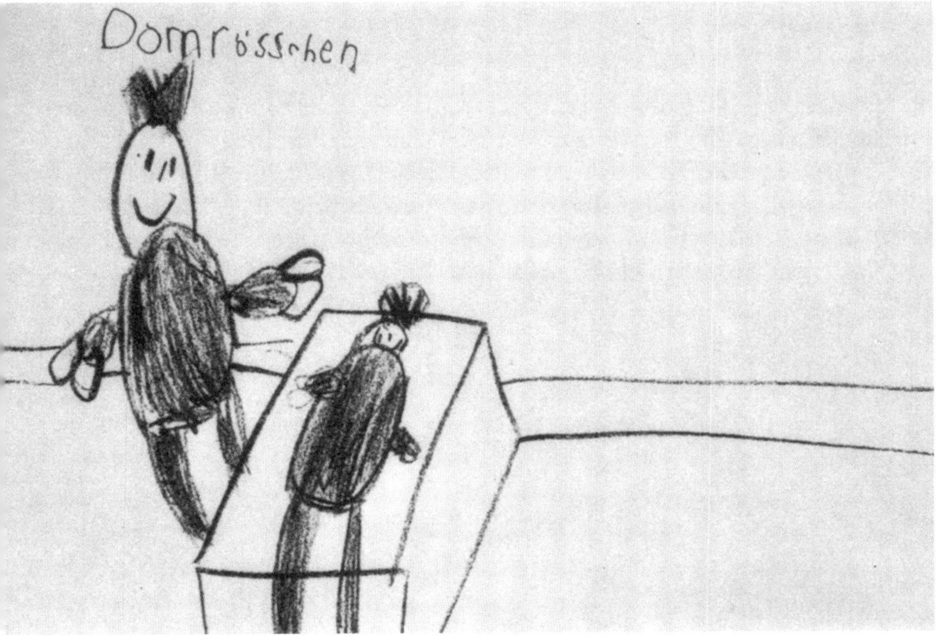

47

48

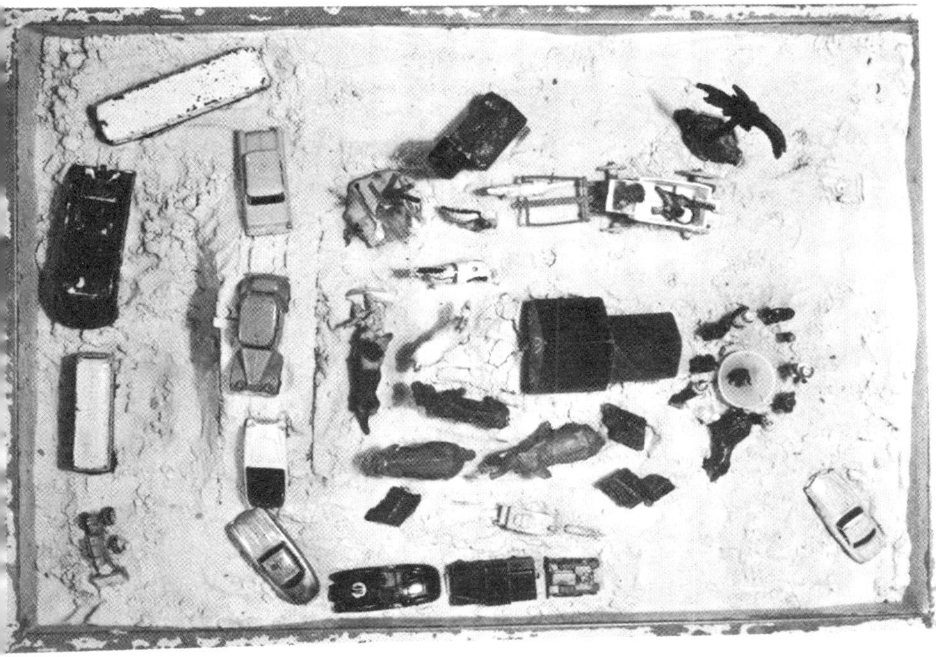

Dies war der erste Schritt in Dedes Entwicklung, der gewissermaßen das Gleichgewicht zwischen einer urtümlichen Naturkultur und dem Christentum herstellte. Daß damit die vorliegende Problematik noch nicht abgeschlossen war, wurde schon dadurch ersichtlich, daß nun in seinen Zeichnungen neben den christlichen Kirchen Moscheen entstanden.

Marina

Hintergründe einer Leseunfähigkeit bei einem adoptierten Kind

Die braunäugige, neunjährige Marina kam in mein Spielzimmer gehüpft. Trotzdem sah ich ihr an, daß ihre Gefühle ein wenig gemischt waren. Die Mutter hatte ihr erzählt, daß sie zu mir kommen könne, um zu spielen – doch welcher Art würden die Spiele sein? Als sie den Sandkasten sah, streifte sie ihre Ärmel über die Ellbogen und fing an, den Sand zu formen. Ich machte sie auf die vielen Figuren aufmerksam, die sie zum Sandspiel verwenden könne. Die Hände in die Hüften gestützt, musterte sie eingehend die von Figuren gefüllten Gestelle.

Während sie so dastand, mir den Rücken zuwendend, betrachtete ich sie. Dunkle, gerade Haare fielen fast bis auf die Schultern. Ein schlankes, noch ganz kindliches Figürchen stand da auf dem rechten Bein, während das linke vorgestellt war und sich auf dem Absatz hin und her drehte. Das Mädchen erinnerte mich mit seiner etwas dunklen Haut an Kinder aus dem Süden.

«Kann ich davon nehmen, was ich will?» fragte sie. «Ja, such' dir einfach aus, was dir am besten gefällt, das, womit du am liebsten spielen möchtest», gab ich ihr zur Antwort.

Ein kleines Holzhäuschen gefiel ihr am besten. Dieses stellte sie genau in die Mitte des Sandkastens. Sie betrachtete es von allen Seiten und wandte sich anscheinend befriedigt den Figuren zu. Einige Bäume wurden zur Einzäunung des zum Haus gehörenden Bereichs hingestellt. Zum linken Rand hin baute sie einen Zaun, der einen Halbkreis bildete. Dieser wurde zum Weideplatz eines weißen Pferdes, das von einem Mann mit einer knallenden Peitsche betreut wurde. Haustiere, Kühe, Schafe und Gänse weideten in der Nähe des Hauses, und ein Mädchen war im Begriff, Hühner und Gänse zu füttern. Dies alles befand sich ziemlich genau auf der linken Seite des Sandkastens, während die rechte Seite zunächst leer blieb. Mit der linken Hand beschrieb sie einige leichte Furchen in den Sand und setzte dann einen

Sämann aufs Feld, der, wie sie sagte, Samen auf den Boden streute (Abb. 49).

Das Bild war aus der Situation zu verstehen, aus der Marina zur Beobachtung gebracht worden war.

Als sechs Wochen altes Baby wurde sie von Adoptiveltern in ihr Heim aufgenommen. Die Adoptivmutter hatte sich sehnlichst ein Kind gewünscht. Das kleine Mädchen entwickelte sich gut, doch näßte sie ihr Bett, bis sie sechs Jahre alt war. Ab und zu zeigte sie starken Widerstand gegen die Adoptiveltern und versteifte sich darin. Mit vier Jahren wünschte sie sich ein Schwesterchen, worauf die Eltern ein zweites Kind adoptierten. Inzwischen waren sie von den USA, wo sie wohnten, nach Europa gekommen. Da die Absicht bestand, nach einigen Jahren nach Amerika zurückzukehren, wurde für Marina eine Schule in ihrer Landessprache gewählt. Sie zeigte sehr viel Geschick in Zeichnen und handwerklichen Dingen, doch Rechnen und Lesen wollten ihr nicht gelingen. Die Unfähigkeit, lesen zu lernen, war so ausgeprägt, daß sie bereits schon im zweiten Schuljahr Privatstunden nehmen mußte, die jedoch zu keinem Resultat führten. Darüber war vor allem der Adoptivvater sehr unglücklich, da er seine ganze Hoffnung auf ein intelligentes Kind gesetzt hatte.

Das warme Holzhäuschen, das in meiner Praxis von einigen Kindern als ihr Lieblingshaus bezeichnet worden ist, stand nun zunächst ganz allein im Zentrum des Sandkastens. Verkörperte dies in Marina die Sehnsucht nach einem warmen Zuhause oder nach innerer Ruhe? Es konnte beides sein. Bedeutsam war wohl auch das weiße Pferd, das etwas abgesondert vom übrigen Leben des Bauernhofs weidete, doch von einem Bauern mit einer langen Geißel angetrieben wurde.

Das Pferd hat sich in der Mythologie und der Folklore immer wieder als zukunftsträchtig erwiesen. Da wird es oft als hellsichtig und hellhörig beschrieben, ja, zuweilen hat es die Fähigkeit zu sprechen. Als Tier verkörpert es eine animalische Stufe, d. h. eine völlig unbewußte Schicht im Menschen. Als Reittier, das den Menschen trägt, ist es dem Mütterlichen verbunden und in seiner Schreckhaftigkeit der vom Bewußtsein her unkontrollierbaren Triebwelt.

Ein anderes symbolisches Element ist der religiöse Aspekt des

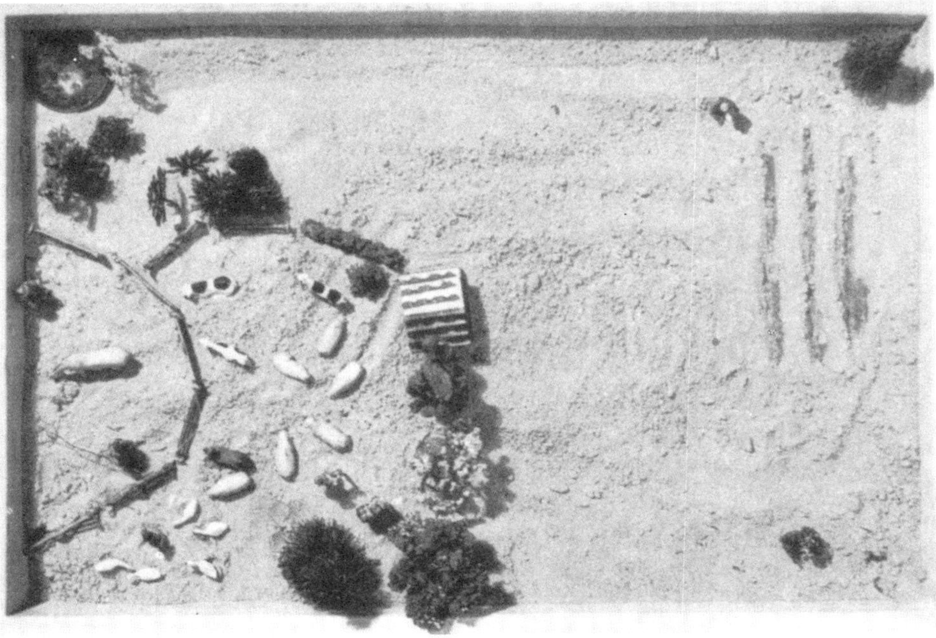

49

50

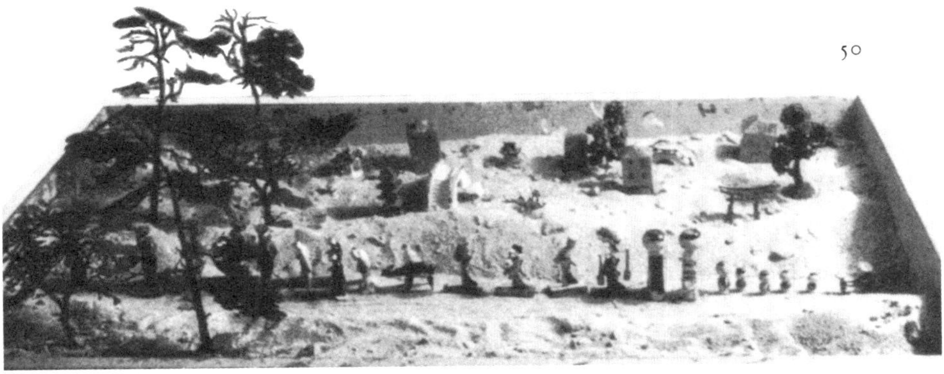

weißen Pferdes. In China wurde ihm ein Tempel geweiht; in der Apokalypse wird es erwähnt; und die Legende erzählt, daß Mohammed auf seiner Himmelsfahrt von einem weißen Pferd, Benag, getragen wurde; in den antiken Religionen war das weiße Pferd dem Sonnengott zugeordnet.

Das Pferd repräsentiert somit das Unvoraussehbare in der Natur und zugleich das Element, welches zu einer Erhellung des Bewußtseins führt.

Das weiße Pferd im Bild der kleinen Marina war links außen und könnte daraufhin gedeutet werden, daß im Unbewußten des Kindes ein verwundeter weiblich-mütterlicher Aspekt ruhte, den ich zu erfassen hoffte.

Prognostisch hoffnungsvoll war der Sämann, der die Saat, die auf Fruchtbarkeit hindeutete, auf das weite Feld streute.

Zur zweiten Stunde brachte Marina ein kleines, am Weg gepflücktes Blumensträußchen mit. Als ich mich dafür bedankte, sagte sie: «Ist das nicht fein, ich liebe Sie und Sie lieben mich.»

«Heute möchte ich malen», bat sie. Ich zeigte ihr die verschiedenen Farben, Stifte, Pastellkreide und Wasserfarbe. Erstaunt sah ich ihren mit sicherer Hand ausgeführten Pinselstrichen zu, die sich zu einer hübschen Darstellung einer aufblühenden Tulpe entwickelten. Das Bild nahm sie mit nach Hause, sie wollte es der Mutter schenken.

In der dritten Stunde begab sich Marina wieder zum Sandkasten (Abb. 50). Sie begann damit, quer durch den Sand eine Straße zu ziehen. Dann suchte sie sich Häuser aus, die sie in einiger Entfernung davon aufstellte. Es waren Häuser, wie sie in unseren Gegenden zu finden sind. Davor markierte sie einen kleinen Wasserlauf, über den sie eine Brücke östlicher Bauart stellte. Daneben stand eine Pagode, und auf dem Wasser schwamm eine Dschunke. Einige andere östliche Elemente, kleine Tempelchen und eine weiße Pagode, wurden auch zwischen die westlichen Häuser und Bäume gesetzt. Nun stellte das Kind große Bäume ganz auf die linke Seite des entstehenden Bildes, und kurz darauf wurde die Straße, die quer durch das Bild zog, bevölkert. Mit größter Aufmerksamkeit suchte sich Marina dafür alle östlichen Figürchen aus, die sie finden konnte, bis es aussah, als ob sich ein ganz langer Zug von Menschen von rechts nach links bewegte. Ganz vorn, bereits im Wald verschwunden, war ein chinesischer Laternenträger. Als ich Marina fragte, was er im Wald zu tun habe, antwortete sie: «Er muß Licht in den dunklen Wald bringen.» «Ja, du hast recht», sagte ich. Es war mir klar, daß ihre Psyche den heilenden Weg angetreten hatte, und das bewegte mich sehr. Nur durch das Dunkle führt der Weg ins Licht. Eine ewige Wahrheit wurde hier spontan aus dem Unbewußten des Kindes ausgesprochen.

In der Klasse war sie ins Hintertreffen geraten, weil ihre Kenntnisse im Rechnen und Schreiben nicht ausreichten. Oft spürte sie, daß sie wegen ihrer dunkleren Haut von ihren Schulkameraden ausgeschlossen wurde. So mochte es oft dunkel und einsam in ihrem Innern ausgesehen haben. Symbolisch hatte sie dies schon in dem einsam weidenden weißen Pferd im ersten Bild ausgedrückt, dem trotz seiner Tierhaftigkeit Qualitäten eigen sind, die zum Licht führen können.

Doch nun galt es, das Dunkle weiter in seinen Ausprägungen zu erkennen, damit eine Lösung gefunden würde, dem Kind aus seiner inneren Vereinsamung einen Weg zu weisen.

Das dritte Bild erzählte mehr davon (Abb. 51). Es stellte eine Insel dar, der Marina den Namen Hawaii gab. Oben links auf der Insel war ein kleines Wäldchen, davor tanzte eine hawaiische Tänzerin zu der Musik einiger Musikanten, die im Halbkreis vor ihr aufgestellt waren. Etwas weiter unten lag ein kleiner, runder Teich, über den sich eine chinesische Brücke spannte, die zu einem andern Landstück führte, auf dem nur ein Bäumchen stand. Ringsherum war Wasser, und rechts ein ganz leeres Feld, das man als das Festland bezeichnen konnte.

Das Ganze erinnerte mich an ein trauriges Gesicht. Anstelle der Augen, die das Bewußtsein verkörpern, standen die fremdländischen Musikanten mit der Tänzerin. Das Wäldchen dahinter schaute aus wie ein Büschel Haare. Der kleine, runde Teich mit der Brücke machte auf mich den Eindruck eines zugeklammerten Mundes.

Hier kam meines Erachtens die ganze Einsamkeit des kleinen Mädchens zum Ausdruck. Was wollte es damit aussagen? Der Mund war ihm verschlossen, doch identifizierte es sich mit der Tänzerin? War es ein Kind aus fernen Ländern, oder fühlte es sich fremd in dieser Umgebung? Es mochte beides sein. Auf Hawaii leben östliche und westliche Menschen friedlich nebeneinander. Das, was nicht ausgespro-

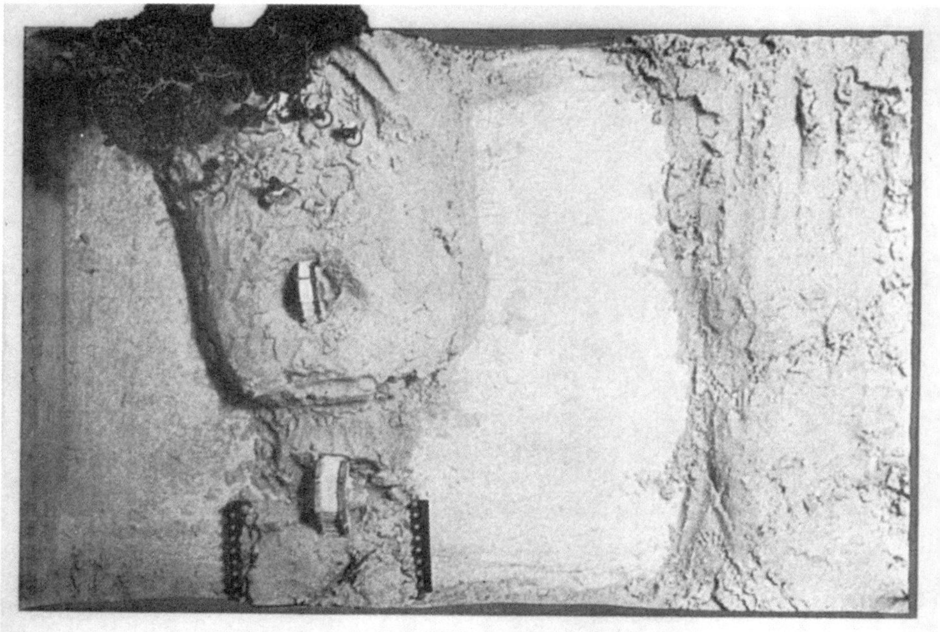

51

52

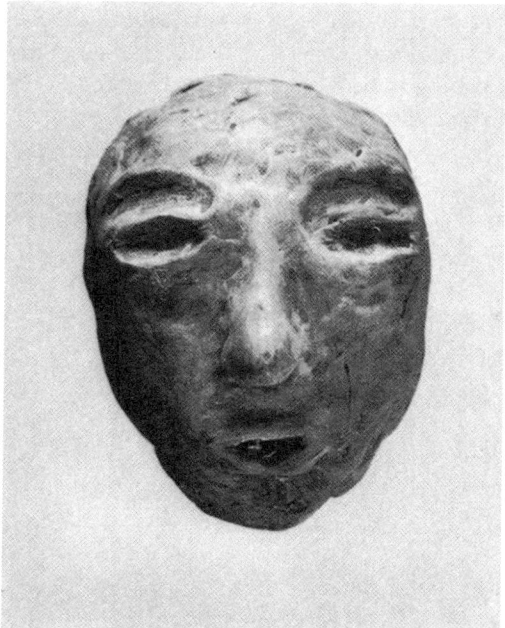

chen werden konnte, weil es tief im Unbewußten schlummerte, sprach hier für sich selbst. Das Innere des Kindes kam in der äußeren Gestaltung zum Ausdruck. Der öde Landstreifen, der näher beim Bewußtsein lag (auf der rechten Seite des Bildes) war wohl Ausdruck des Stillstands in der intellektuellen Entfaltung Marinas. Auf dem Streifen wuchs kein Grün, er war unbelebt. Doch in ihrer Einsamkeit, vielleicht auch, weil sie wußte, daß sie adoptiert war, tanzte Marina! Und unwillkürlich erinnerte ich mich an den wunderbaren Vers des persischen Dichters: «Wer die Kraft des Reigens kennt, der wohnt in Gott.» Der Tanz ist die eigentliche Selbstdarstellung des Menschen. Da, wo er sich in unwillkürlicher Bewegtheit mitteilt, ist er wirklich so, wie er von Gott erschaffen ist.

Ich drückte die kleine Marina einen Moment ans Herz, um ihr zu zeigen, daß ich ihre Sprache verstanden hatte.

Es ging um ein totales Angenommensein dieses jungen Menschen in seiner Art.

Von da an teilte sich Marina auf verschiedenste Weise mit. Immer waren es kleine, künstlerische, kreative Gestaltungen in Ton, Farbe oder auch in Email. Eines Tages modellierte sie eine kleine Maske aus Ton (Abb. 52). Ich war höchst erstaunt über ihre Ausdrucksfähigkeit; sie schien mir weit über ihr Alter hinauszugehen. Doch wußte ich zunächst nicht, was ich damit beginnen sollte. Es war ein hübsches, ziemlich ausgeprägtes Gesichtchen, das jedoch einen fremden Ausdruck trug. «Es ist nichts», sagte Marina, doch ich wußte, daß es auch ihr gefiel.

Nach einigen Wochen machte sie wieder ein Sandbild (Abb. 53).

In der Mitte bildete sie einen Hügel und stellte eine Kirche darauf, unmittelbar davor einen chinesischen Eingangsbogen. Vor der Kirche teilten sich die Wege: Der eine ging nach links hinunter zu einer kleinen östlichen Brücke, die, beschattet von Blütenbäumen, über einen Wasserlauf führte. Eine kleine Japanerin mit Sonnenschirm befand sich unmittelbar auf dem Steg.

Der andere Pfad führte in entgegengesetzter Richtung in einer großen Kurve zu einem in beinahe geschlossenem Kreis aufgestellten Dorf aus westlichen Häusern. Ein ganzer Zug von Menschen, den gleichen, die im zweiten Bild dem Wald zugewandert waren, näherte sich diesem Dorf. Bereits eingefahren war ein Rikschawagen, in dem eine kleine Dame saß. Dies sei die Prinzessin, die nach Hause gehe, kommentierte Marina. Vorn rechts lag ein runder Teich mit Fischen.

Ost und West waren hier in der Kirche mit dem östlichen Zugang vereinigt. Nachdem das Kind gespürt hatte, daß ich sein Geheimnis verstanden und angenommen hatte, konnte dieses unbeschwert wieder in die Tiefe von Marinas Wesen zurückkehren. Unbeschwert schien es mir deshalb, weil die kleine Japanerin in bezaubernder Weise unter den Blütenbäumen dargestellt worden war. Es ging hier allerdings um das Opfer, das immer gefordert wird, wenn eine neue Entwicklungsstufe erreicht wird. Eine alte Situation – in diesem Falle war sie von einem östlichen Element geprägt – tritt in den Hintergrund, um einer zukünftigen Platz zu machen.

Der Versuch, sich an eine andere, westliche Umgebung anzupassen, konnte jetzt angepackt werden. Das kam in dem Zug der Menschen zum Ausdruck, der sich nun, im Vergleich zum zweiten Bild, mit der Prinzessin an der Spitze in entgegengesetzter Richtung dem Dorf westlicher Bauart zuwandte. Auch die Landschaft mit dem kleinen Tannenwald trug westlichen Charakter. Es war, als ob im innersten Wesen des Kindes Ost und West sich begegnet wären (in der Darstellung der Kirche mit dem östlichen Torbogen), und als ob allein auf Grund dieser nun mitgeteilten Bewegung die Anpassung an die neue Umgebung mit aller Intensität (in den vielen Menschen ausgedrückt) sich vollziehen könnte.

Die Fische im Teich mochten eine Andeutung von dem Selbst christlicher Prägung sein. Um dieses zu erreichen, mußte Marina einen Teil von sich gewissermaßen opfern (Japanerin). Im Erwachsenen würde es hier um ein Stück Bewußtwerdung gehen; das Kind erlebt es in der Bildgestaltung.

Generell ist zu sagen, daß ich bei meinen Anregungen zu Arbeiten mit Ton, Holz, Gips, Glas, Email, buntem Papier und andern Materialien oder Farben keine Kunstwerke erwarte. Es geht mir zunächst vor allem darum, die schöpferische Seite im Kind zu erfassen. Ich versuche, ohne künstlerisches Ziel, die Energien in Bewegung zu setzen, die durch die tägliche Routine in Schule und Haus zu verkümmern drohen. Nur im Hinblick auf die Ganzheit des Menschen

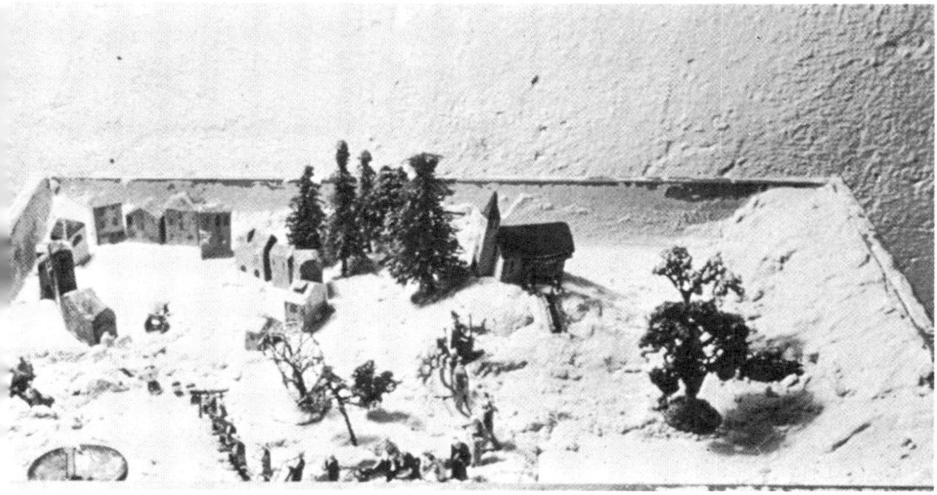

53

54

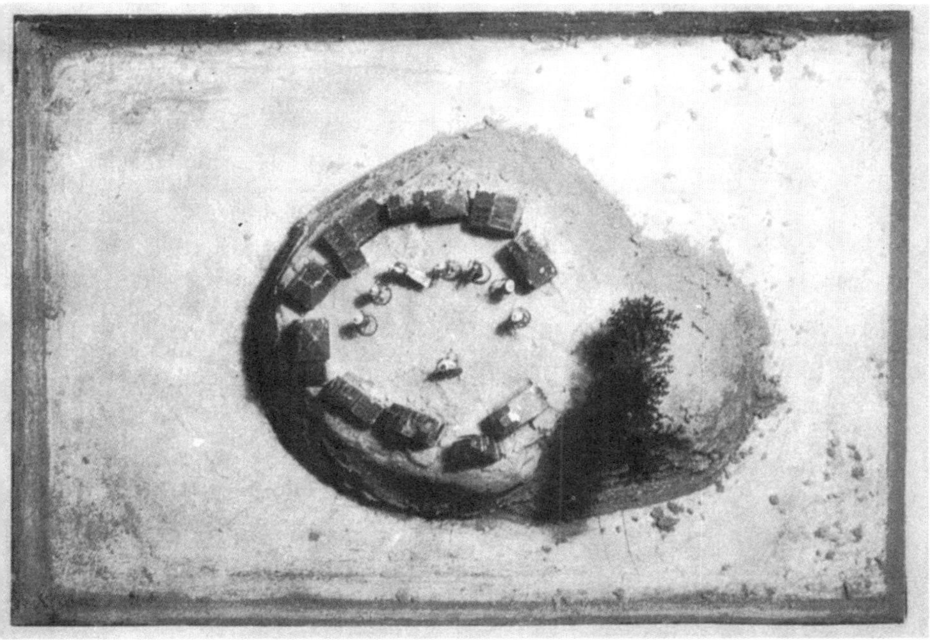

kann eine normale Entwicklung der Fähigkeiten erwartet werden. Wenn dadurch künstlerische Begabungen geweckt werden, so finden sie von selbst ihren Ausdruck. Erst dann kann auch die technische Seite mit Erfolg vermittelt werden. Es bleibt Aufgabe des Therapeuten, eine wirklich künstlerische Begabung zu entdecken und zu fördern. So auch in der Musik. Ein Kind mag noch so ungeschickt mit seinen kleinen Fingern die Tasten bewegen; aus der Intensität und der Gestaltungskraft in ganz einfachen Tonfolgen können wir die Begabung erkennen und das Kind zum Musizieren anregen. Oft geht es auch darum, die Gefühlsseite zu entwickeln und sich mitzuteilen.

Zurück zu Marina: Es war Sommer, und wir benützten die sonnigen Stunden oft für Spiele im Garten. Das Selbst, das den ganzen Entwicklungsprozeß begleitet, kann meines Erachtens vom Therapeuten auch im Spiel unterstützt werden. So spielten wir oft ein bestimmtes Ballspiel. Bei dem ist eine kleine Kugel, die von den Mitspielenden abwechslungsweise ein Stück weit in den Rasen hinausgeworfen wird, das Ziel. Mit größeren bunten Kugeln wird versucht, ihm möglichst nah zu kommen. Dabei kommt es mir darauf an, den Ausgangspunkt des öftern zu wechseln, um symbolisch die verschiedenen Seiten im Kind anzusprechen, die auf eine Zentrierung zustreben.

Doch war das Gestalten im Sand auch immer wieder attraktiv. So entstand nach einiger Zeit noch einmal ein Inselbild (Abb. 54). Diesmal zeigte es dasselbe Dorf, in das, wie Marina sich ausgedrückt hatte, die Prinzessin Einzug hielt. Es war wieder die Tänzerin mit den Musikanten, die den inneren Raum des Dorfplatzes belebten.

Obwohl die Tänzerin wieder die einzige weibliche Figur im Gesamtbild war, zeugte dieses von einer bedeutenden Wandlung in der Psyche des Kindes. Es war hier ein runder Platz, auf dem der Tanz stattfand, eine Art Temenos, ein geschützter Raum, wenn auch auf einer Insel.

Alle wahre Freiheit und somit auch die Freiheit der Entwicklung setzt Geborgenheit voraus. Aus diesem Grund war der Unterschied zum ersten Inselbild so groß. Dort schien die Tänzerin ausgeliefert, schutzlos der Natur überlassen, während sie hier im Schutz des von Menschenhand gebauten Dorfes stand, das in seiner im Rund angelegten Form den archetypischen Charakter des Schützenden trug.

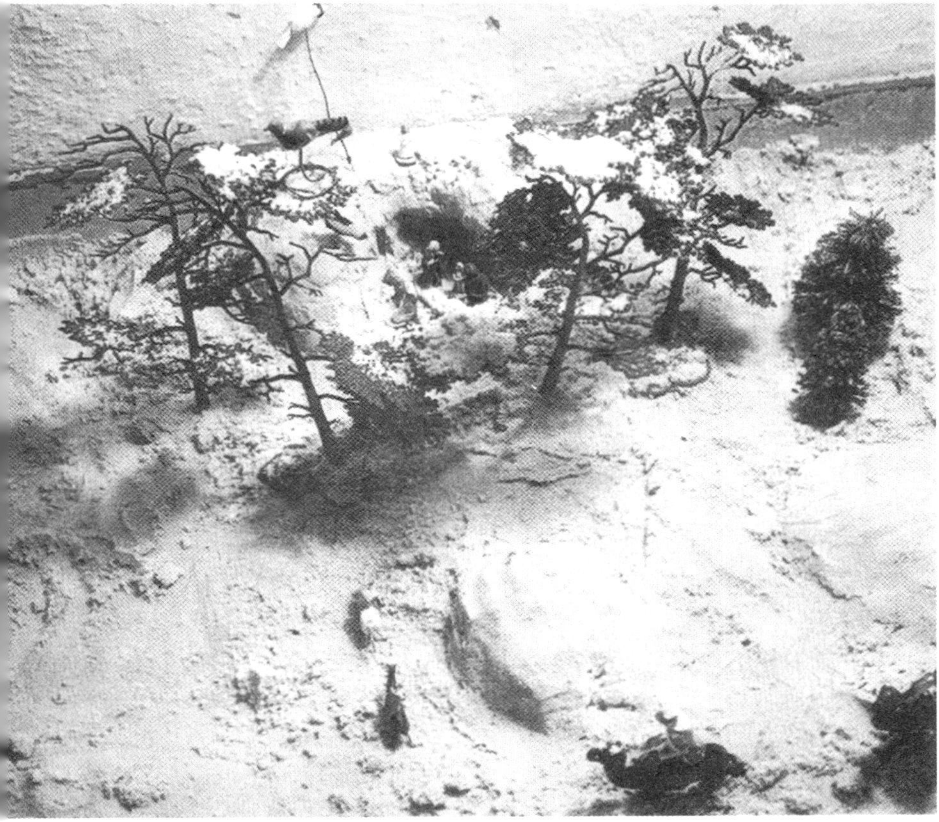

55

Im übertragenen Sinn des Symbols erinnerte das nicht geschlossene Oval an das mütterliche Gefäß, aus dem das Kind geboren wird. Die Form der Insel rief die Erinnerung an den im Fruchtwasser schwimmenden Uterus wach, aus dem die Frucht ausgestoßen wird.

Zum Tanz sagt Neumann in *Die große Mutter* (S. 281): «Das Ritual ist ursprünglich immer auch Tanz, in dem die Körperpsyche sich im wahren Sinne des Wortes in Bewegung setzt.» So enthielt dieses Bild eine Vorahnung auf das Werdende, das durch das Mysterium des Tanzes und in seiner Dynamik in Bewegung gesetzt wurde.

Als die kleine Marina das soeben entstandene Bild betrachtete, begann sie zu tanzen. Sie summte eine Melodie vor sich hin und machte einen sehr glücklichen Eindruck. Sichtlich ergriffen sagte sie: «Einmal werde ich tanzen.» Im gleichen Moment entdeckte sie durchs Fenster unsern Dackel, der im Garten spazierenging. Sie flog hinaus und umarmte ihn. Er ließ es sich gern gefallen, denn jedesmal, wenn Marina kam, zeigte sie ihm ihre Zuneigung. «Er ist mein Freund, denn er ist so ‚fuzzy'.» Als Langhaardackel hatte er weiches, langes Haar, und alles, was weich und ‚fuzzy' war, liebte Marina. Sie liebte auch die Kaninchen, die unser Nachbar hielt. Immer wieder wünschte sie, diese mit Rübchen zu füttern, und streichelte dabei ihr weiches Fell. Am liebsten hätte sie eines mit nach Hause genommen.

Sie bewegte sich nach und nach völlig sicher, war vergnügt und erzählte von ihren Erlebnissen. Die Stunden, die sie bei mir verbrachte, schienen ihr kurz. Oft kam sie schon mit einem Vorschlag, womit sie die Zeit verbringen wollte. Ich spürte, wie sie langsam, aber stetig an innerer Sicherheit gewann.

So entstand gegen Ende des Sommers das Bild der «Geburt Christi» im Sand (Abb. 55). In einer Höhle lag das Kind, umgeben von Maria und Joseph und den Hirten. Davor waren wunderhübsch große Bäume aufgestellt, wie zum Schutz des ganzen Geschehens. Könige kamen auf Pferden angaloppiert, im Unterschied zu den Heiligen Drei Königen waren es deren vier. Ihr Weg führte an zwei kleinen, vollkommen runden Hügelchen vorbei.

Ergriffen stand ich vor dem Bild. Nicht nur, weil es die eigentliche Folge auf das Vorangegangene war und die archetypische Geburt darstellte. Es bezeugte auch die künstlerische Begabung, mit der das Kind symbolisch auszudrücken vermochte, was ihm sprachlich nie möglich gewesen wäre. Wenn wir an die Verlassen- und Ausgesetztheit denken, die aus dem dritten Bild sprach, so erkennen wir hier in dem Symbol der Geburt ein Ausdrucksmittel, mit dem ein völlig neuer seelischer Zustand dargestellt wurde.

In der bergenden Höhle wurde das Kind geboren, liebend umfangen. Symbolisch hatte nun Marina ihre Verlassenheit assimiliert. Jung sagt zum Kind-Archetypus in *Das göttliche Kind* (S. 105): «Die ‚Kind'-Schicksale dürfen als Darstellungen jener psychischen Ereignisse, die sich bei der Entelechie oder Entstehung des Selbst abspielen, betrachtet werden. Die ‚wunderbare' Geburt versucht die Art des Entstehungserlebnisses zu schildern.»

Die Totalität der inneren Erfahrung des kleinen Mädchens wurde weiter in den herbeieilenden vier Königen dargestellt. Der kollektive, archetypische Aspekt, der der königlichen Qualität dieser Figuren anhaftet, weist auf die Vereinigung von Innen (Höhle) und Außen hin, die durch die Selbstkonstellation entsteht. Nur auf Grund der numinos erlebten Zentrierung, die aus der Mutter-Kind-Einheit mit der Therapeutin entstand, würde es Marina möglich sein, ihre Persönlichkeit und ihre Begabungen zu entwickeln, mit denen sie in der Welt bestehen konnte.

Zu ihrer Persönlichkeit gehörte auch das echt Weibliche, und es schien mir, als ob sie dies in den beiden kleinen Hügeln, als ihre kleinen Brüste, dargestellt hätte. Sie war bestimmt zum Muttersein geboren, und sie sprach auch schon davon, wie sie einmal heiraten und Kinder haben werde. Wie recht hatte sie!

Während der Therapiestunden wurde nun versucht, die neu gewonnene Persönlichkeit weitgehend zu stärken. Die neuen Aspekte waren so zart wie ein eben aus der Erde hervorsprießendes Pflänzchen. Marina wandte sich mit erneutem Eifer dem Kunsthandwerk zu. Aus Gips goß sie ein kleines Mädchen, und aus Email wurden hübsche kleine Schmuckstücke verfertigt. Die meisten verschenkte sie an ihre Mutter oder die Freundinnen.

Doch nun stellte sich erneut die Frage der Schule. Speziell in den Sprachen und im Rechtschreiben hatte sie noch keine großen Fortschritte gemacht. Im Grunde war die Zeit der Behandlung dafür noch zu kurz. Während vier Monaten war sie zweimal wöchentlich zur Therapie gekommen. Doch der Vater zweifelte immer noch stark an der Intelligenz des Mädchens, während das zweite, bald fünfjährige adoptierte Kind einen sehr klugen Eindruck machte. Es hatte eine helle Hautfarbe und war, wenn das auch nicht direkt zum Ausdruck kam, offenbar doch der Liebling der Eltern. Dies machte es für Marina besonders schwer, sich in ihrer Art durchzusetzen.

Wir entschlossen uns für eine Privatlehrerin, die Marina nach einer zur Überwindung ihrer Schwierigkeiten geeigneten Methode Lesen und Schreiben beibringen sollte.

Marina schrieb nun fast täglich unter ihrer Anleitung einen kleinen Aufsatz über die täglichen Begebenheiten. Die Worte, die sie nicht kannte oder deren Rechtschreibung ihr Schwierigkeiten machte, wurden besonders groß und deutlich auf ein Blatt Papier geschrieben und nach dem Alphabet geordnet. So entstand ein eigenes kleines Rechtschreibebuch, aus dem Marina die ihr unbekannten Worte lernen und, wenn sie in Vergessenheit geraten waren, nachlesen konnte. Die Aufsätzchen waren zuerst winzig, umfaßten nur etwa vier kurze, einfache Sätze. Die Lehrerin kopierte sie in Maschinenschrift, und Marina verfertigte zu jedem eine hübsche Zeichnung. Darauf wurde jedes Blatt sorgfältig in ein Ringheft geklammert, so daß nach und nach ein kleines Buch von bunten Geschichten und Illustrationen entstand.

Meistens zeigte Marina einen großen Eifer beim Schreiben und bei den Leseversuchen, und die Aufsätzchen gaben Auskunft über ihre psychische Entwicklung.

Nach der siebten Stunde schon hatte sie sichtliche Fortschritte im Lesen gemacht, und in der darauffolgenden Nacht träumte sie, daß sie die Beste in der Klasse sei. Und sie betete zu Gott, er möge ihr helfen.

Das spontane religiöse Erleben, das in der Geburt Christi so eindrucksvoll dargestellt war, schien sich noch weiterhin zu vertiefen. Marina formte aus Ton ein Gesicht, das demjenigen von Christus ähnlich sah (Abb. 56). Wenn wir uns an das Gesichtchen erinnern, welches Marina vier Monate zuvor geformt hatte und über das sie

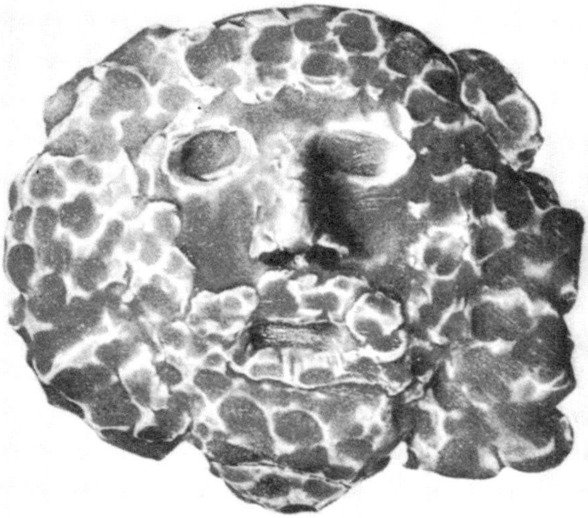

56

nichts aussagen wollte, so war auch hier die Wandlung deutlich, die sich in ihrem Innern vollzogen hatte. Das kleine Figürchen hatte Züge mexikanischer Masken getragen, während das neue den ruhigen Ausdruck Christi zeigte. Vielleicht würde es Marina mit der Zeit gelingen, ihre innere Unruhe ganz zu verlieren. Diese kam noch immer ab und zu zum Ausdruck, und das Mädchen suchte Trost, vor allem wenn irgendeine Ursache die Aufmerksamkeit der Erwachsenen auf das kleine Schwesterchen zog. So trug Marina eines Tages eine Armschlinge aus Mutters Seidenschal, als ihr Schwesterchen eine heftige Impfreaktion hatte. Es war ihr immer wieder ein Bedürfnis, speziell beachtet zu werden. Doch hatte sie es auch wirklich nicht leicht. Der Vater wollte trotz meiner wiederholten Versicherungen nicht glauben, daß Marinas Intelligenz dem Durchschnitt entspreche. Er hatte sie immer wieder veranlaßt, ihm vorzulesen, was ihr sichtlich Mühe bereitete. Mit der Lehrerin zu lesen, wo sie auch in ihrer Schwäche aufgenommen war, fiel ihr bedeutend leichter, und da zeigte sie ständige Fortschritte. Nach zwei Monaten Privatunterricht aber kam dann der große Moment, da Marina eines Abends dem Vater alles, was er ihr vorlegte, fehlerfrei vorlesen konnte. Der Vater, zutiefst gerührt über das Eintreten des langersehnten Ereignisses, veranstaltete sogleich ein Familienfest, damit dieser Augenblick gebührend gefeiert werde.

Wir erkennen hier eins der Motive, die in der Beziehung von Adoptiveltern und -Kindern zu Schwierigkeiten führen können. Die Eltern machen sich oft ein festgefügtes Bild eines Wunschkindes und sehen sich vor große Aufgaben gestellt, wenn das Kind ihrem Bild nicht von vornherein entspricht. Enttäuschungen auf beiden Seiten sind meist die Folge, und es braucht seitens des Therapeuten besonderes Einfühlungsvermögen und die Fähigkeit, sich in die Umwelt und die Gedankenwelt beider Teile zu versetzen. Es geht auch hier um die Annäherung von Gegensätzen, die innerhalb des therapeutischen Raumes angestrebt wird, der Eltern und Kinder einschließt.

Angesichts der wesentlichen Besserung entschlossen sich die Eltern – meines Erachtens zu früh –, Marina in ihrem Heimatland die Schule besuchen zu lassen, da sie die Absicht hatten, in absehbarer Zeit dorthin zurückzukehren.

57

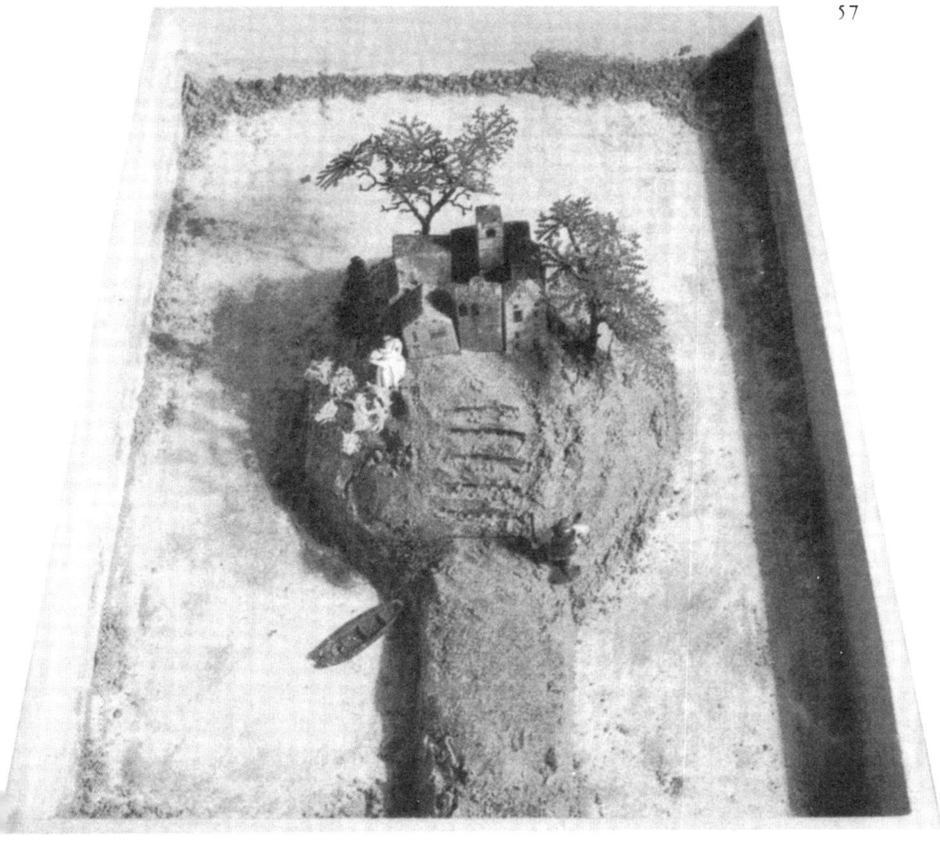

Kurz vor der Abreise bat ich Marina, mir im Sandkasten noch einmal ein Bild zu formen. Vielleicht, so hoffte ich, würde es mir Auskunft geben über den Eindruck, den der plötzliche Entschluß der Eltern auf Marina gemacht hatte.

Es entstand wiederum eine Insel (Abb. 57). Diesmal jedoch war es eine feste, in sich geschlossene Burg, die den Hügel krönte. Der Turm im Burghof war nicht ein Aussichtsturm, wie ihn die meisten Burgen haben; es war für Marina wichtig, daß er zur Burgkapelle gehörte. Bäume und blühende Sträucher umgaben die Festung, vor der ein weiß gekleidetes Mädchen stand. Unten an der Brücke, die die Verbindung zum Festland herstellte, wachte ein starker Mann. Ein kleines Schiff lag vor Anker.

Burgen und Schlösser wurden im frühen Mittelalter meist auf luftigen Höhen gebaut. Sie boten Schutz; hinter meterdicken Mauern waren Leben, Hab und Gut gesichert.

Auf meine Frage, wer das Schloß bewohne, antwortete Marina: «Maria». Nachdem das Kind einige Wochen zuvor Christi Geburt dargestellt hatte, war es naheliegend anzunehmen, das Kind ahne Maria, die Mutter Gottes, die archetypische Mutter – die Mutter, die unschuldig wie ein kleines Mädchen empfangen hatte und als Christi Mutter zum Bild der mütterlichen Geborgenheit geworden war. Hier war also der Schutz, den Marina sich selbst erworben hatte; es war ihre eigene Burg, die da stand, hinter deren Mauern sie ihren neuerworbenen Besitz vor Eindringlingen beschützen konnte. Hier wurde ihre innere Sicherheit spürbar, die sie nicht mehr preisgeben wollte. Ein Wächter mochte darüber entscheiden, wem Einlaß in die Festung gewährt werde.

Nun konnte ich hoffen, daß Marina so weit gesichert war, daß sie voraussichtlich auch ohne Hilfe den neuen, noch unbekannten Lebensumständen entgegengehen konnte.

Der ganze Vorgang der psychischen Entwicklung von Marina erinnert an das französische Märchen, in dem eine weiße Stute einem jungen Mann hilft, die schwierigen Aufgaben zur Erlangung der Prinzessin zu meistern. Als er sie zur Hochzeit einlud, erschien sie in der Gestalt der Maria – eine überraschende Parallele zu dem hier geschilderten Fall.

23jähriges Mädchen
Aufbau eines zu schwachen Ego

Das Initialbild eines 23jährigen Mädchens (Abb. 58) entstand während einer anderthalbstündigen Sitzung aus einer sehr depressiven Stimmung heraus, die der Grund zu einer Kontaktnahme mit mir war.

Der Moment zu einer Besprechung der Situation schien mir ungeeignet, daher schlug ich das Sandspiel vor, das einen direkten Zugang zu den tieferen, primitiveren Schichten im Menschen ermöglicht.

Das Bild stellte die Symbole des Weiblichen und des Männlichen dar: Uterus und Phallus lagen nebeneinander. Diesen angegliedert war ein Kreis, aus dem eine Spitze nach rechts oben wies. Das Ganze, an einen Embryo erinnernd, war eine vollendete Darstellung einer unbewußten, frühkindlichen Empfindung der Gegensätze mit einer deutlichen Tendenz zu deren Vereinigung im Selbst (Kreis).

Aus der Berührung mit dem Sand erwuchs das Bedürfnis, mit Ton zu arbeiten. So entstand drei Tage später das Bild einer Hexe, die eine abnehmende Mondsichel im Arm hielt – Symbol für die archetypische negative Mutter, deren Überwindung im abnehmenden Mond symbolisiert wurde (Abb. 59).

Zwei Tage später entstand noch einmal ein Sandbild (Abb. 60). Aus einem Halbmond wuchs ein Baum. Er stellt mit seinen Wachstumskräften und der Vereinigung der Gegensätze – der Stamm verkörpert das männliche, die Krone das weibliche Prinzip – das Selbst dar.

Wiederum zwei Tage später entstand aus Ton ein Christus, der eine zunehmende Mondsichel im Arm hielt (Abb. 61).

Das Selbst wurde hier als Imago Dei dargestellt. Es enthielt die Basis zu einer weiteren Entwicklung, die im Neumond als dem Ursprungsort des neuen weiblichen Lebens dargestellt war.

Dieses neue Leben wurde eindrücklich in einer weiteren Darstellung wiedergegeben (Abb. 62): Sie zeigte einen Mönch, der ein neugeborenes Mädchen im Arm hielt.

Durch die Beschäftigung mit seinen tieferen Schichten erlebte das

Mädchen eine Wiedergeburt im Unbewußten. Erst danach wurde auch ihre männliche Komponente positiv angedeutet, die in weiteren Figuren zur Darstellung kam, wie im Prinzen, im Primitiven und zuletzt in einem Knaben (Abb. 63, 64, 65).

Die in rascher Aufeinanderfolge entstandenen Figuren waren eine Antizipation der anschließenden Analyse, die im Bewußtmachen und in der Integration eines sehr reichhaltigen Traummaterials bestand und während der auch der kritische Moment der Entwicklungsstörung aufgedeckt wurde.

Er äußerte sich in einer Zeichnung, die das Mädchen als 3jähriges Kind verfertigt hatte und die es als Darstellung des Menschen bezeichnete.

Auf meine Aufforderung hin wurde die Zeichnung in der Erinnerung noch einmal ausgeführt (Abb. 66). Sie stellte ein aus vier Kreisen bestehendes urinierendes und defaezierendes Kind dar. Diese Darstellung kam einem Erlebnis der Totalität des Menschen gleich, der auch eine dunkle Seite enthält.

Da unsere heutige Kultur die dunkle Seite unseres Daseins verdrängt, wurde die Zeichnung von der Mutter des Kindes als unanständig bezeichnet und vor seinen Augen zerrissen.

Die Manifestierung des Selbst war zerstört. Gerade diese eine Seite aber wurde nun in der Analyse wieder hergestellt und zeigte sich als Niederschlag im Sandkasten sehr schön in der Form von zwei aufeinanderfolgenden Mandalas in dreidimensionaler Form (Abb. 67, 68).

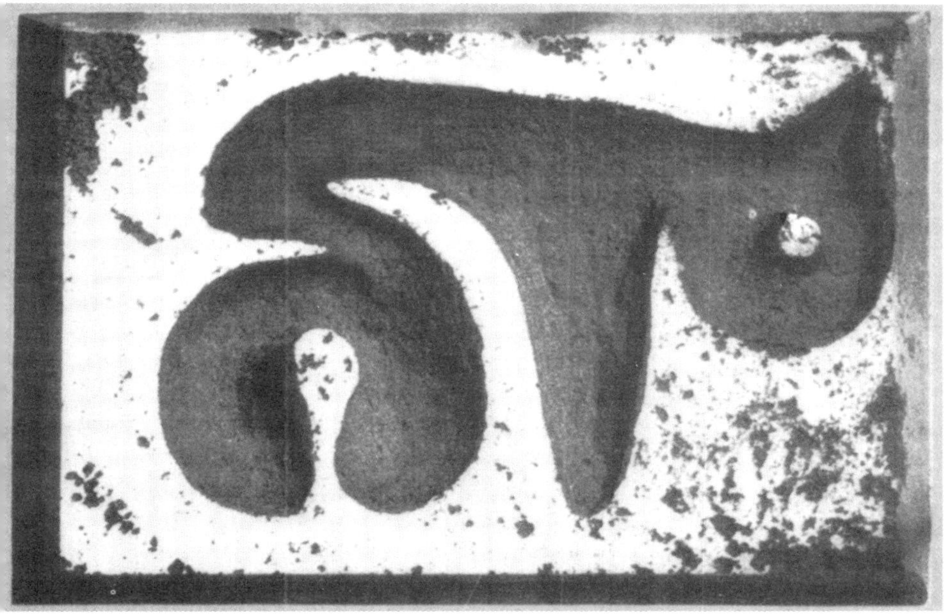

58

59

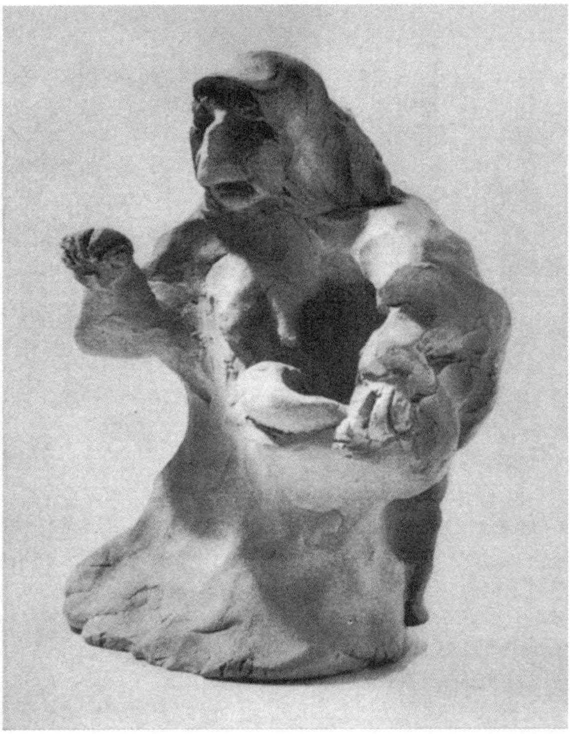

60

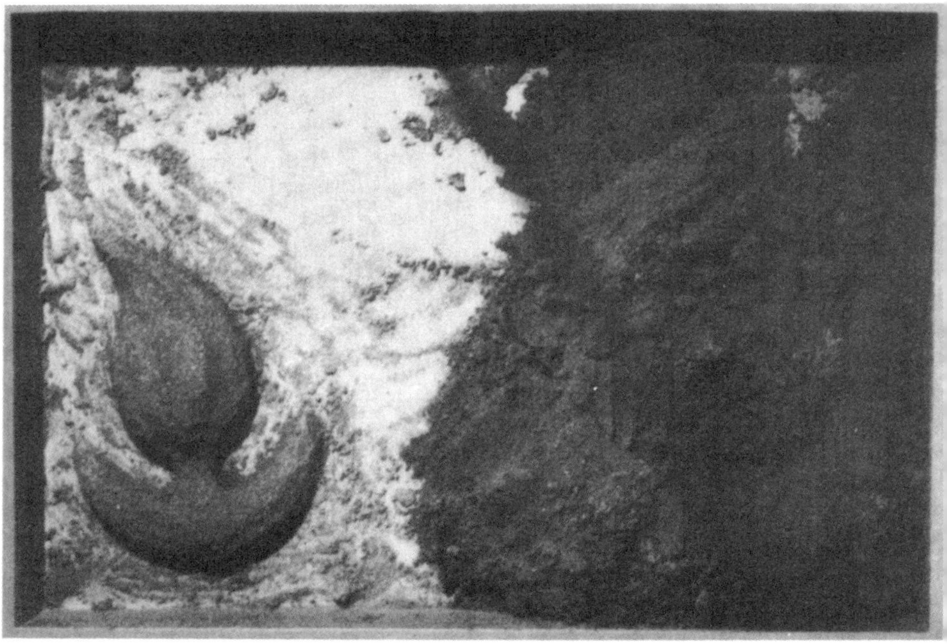

61

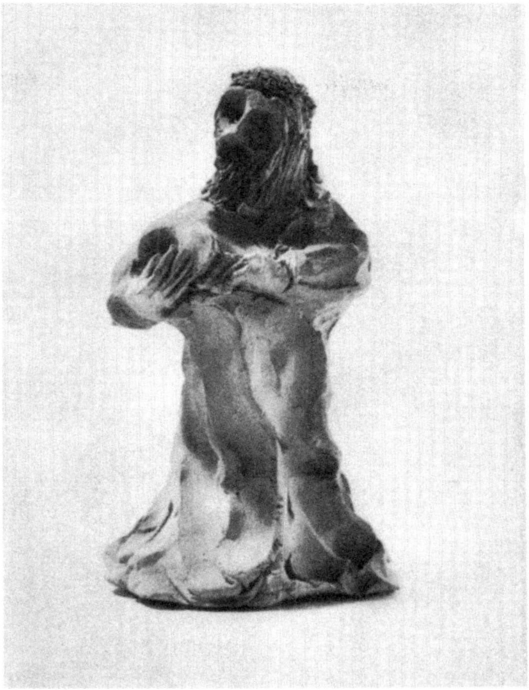

62

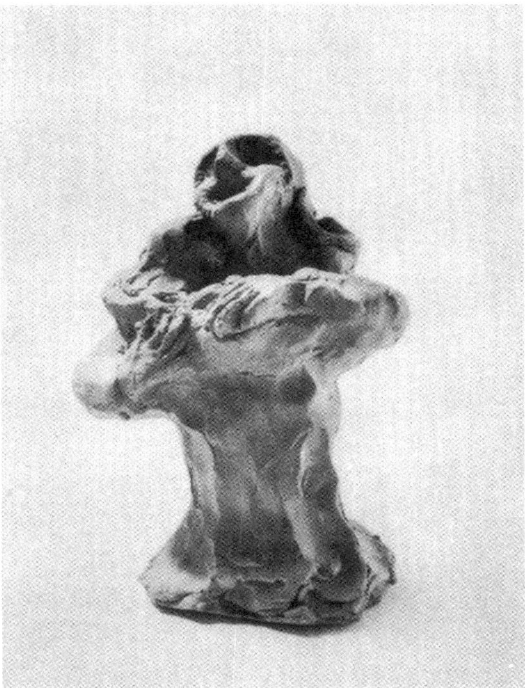

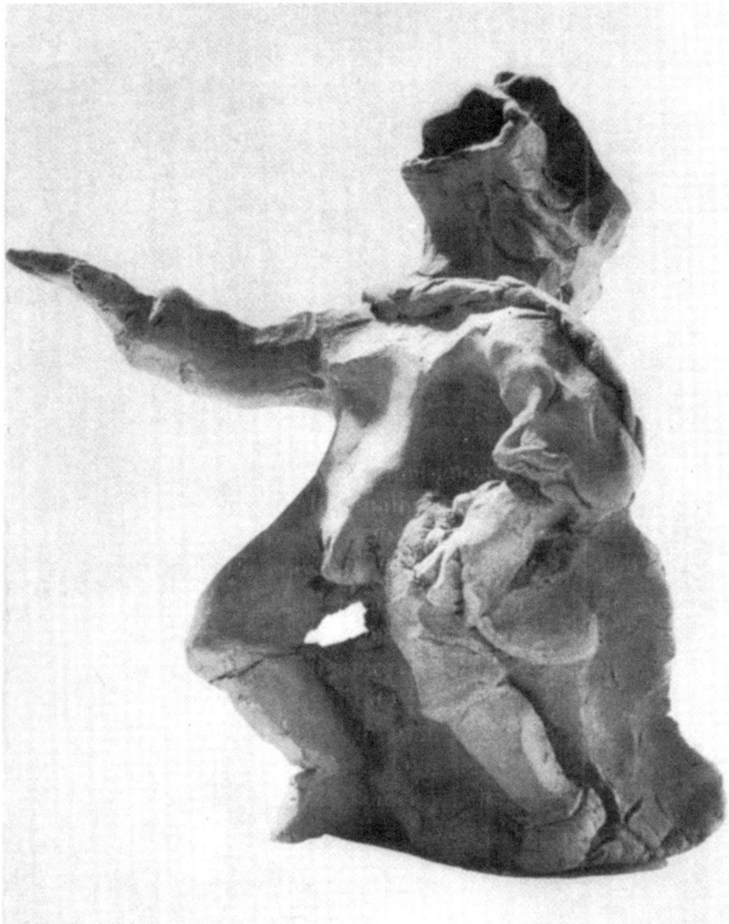

63

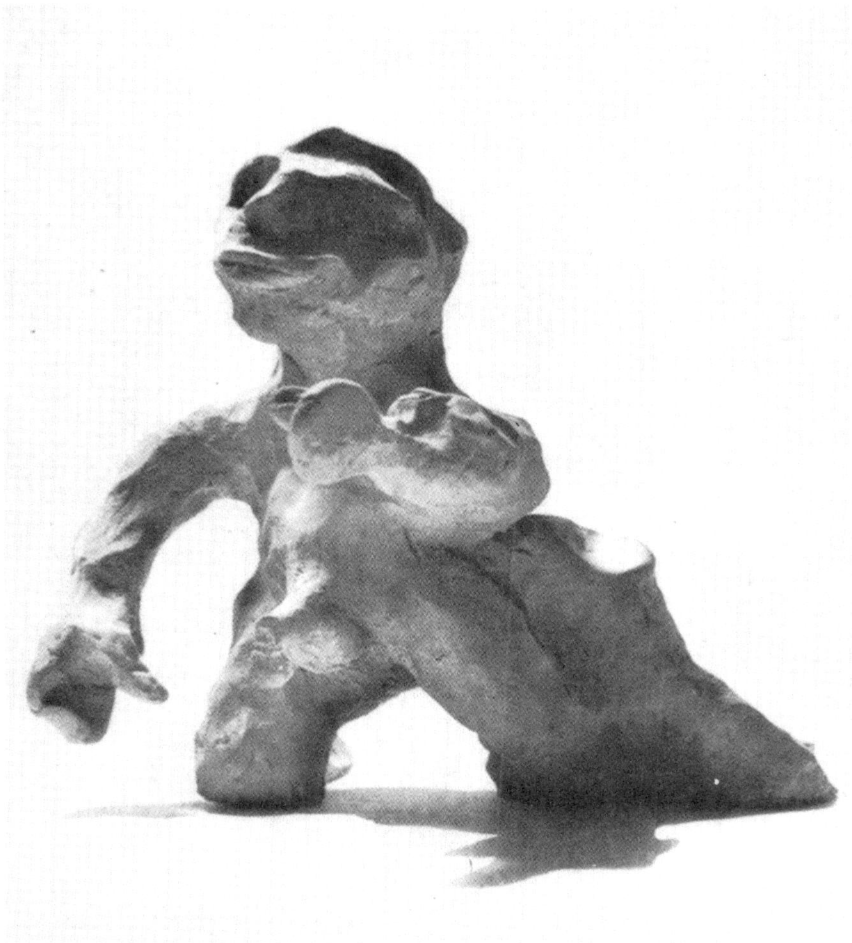

64

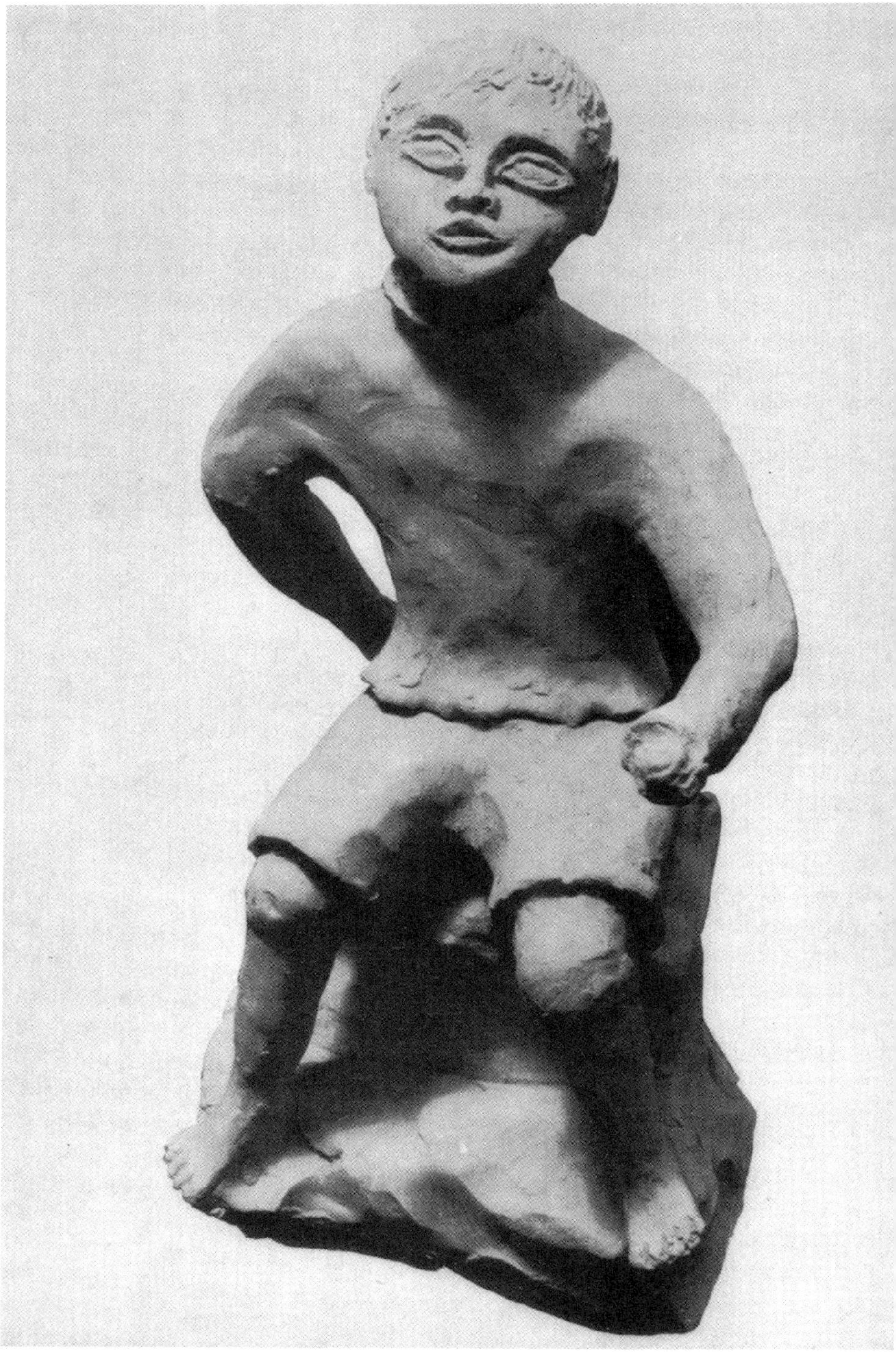

66

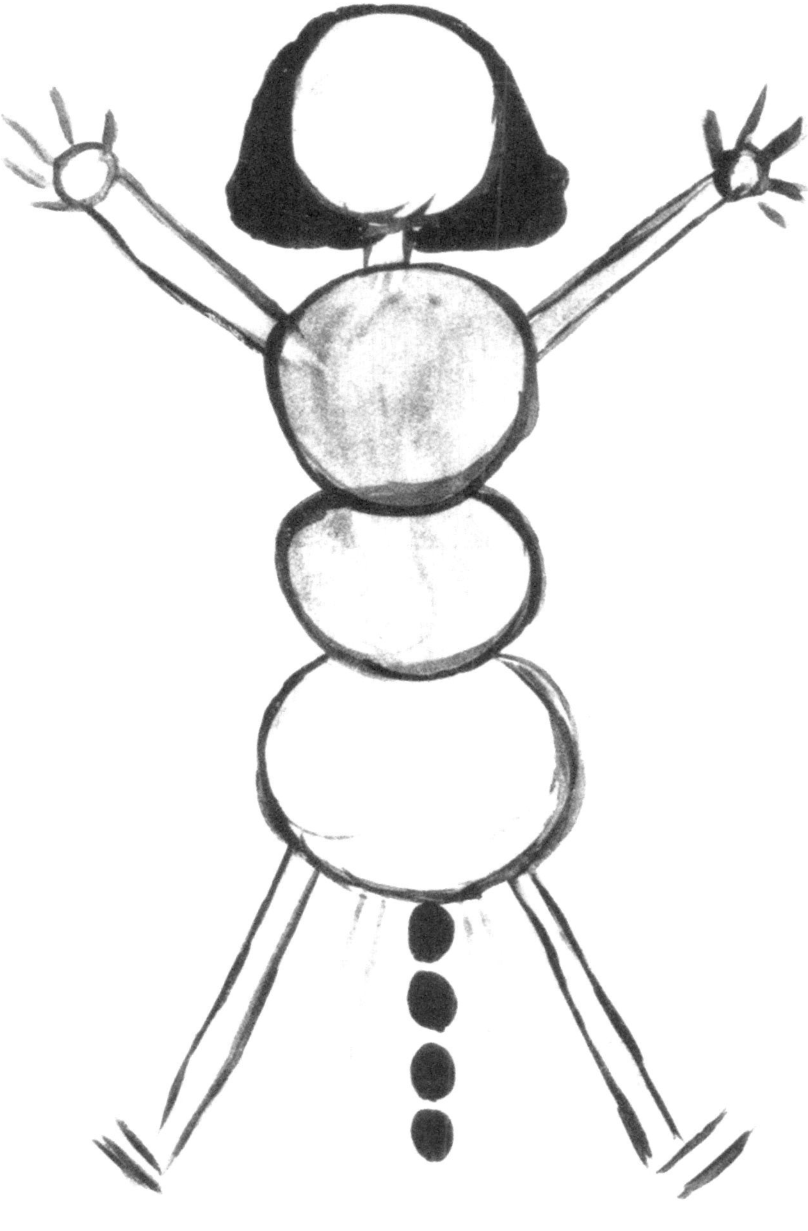

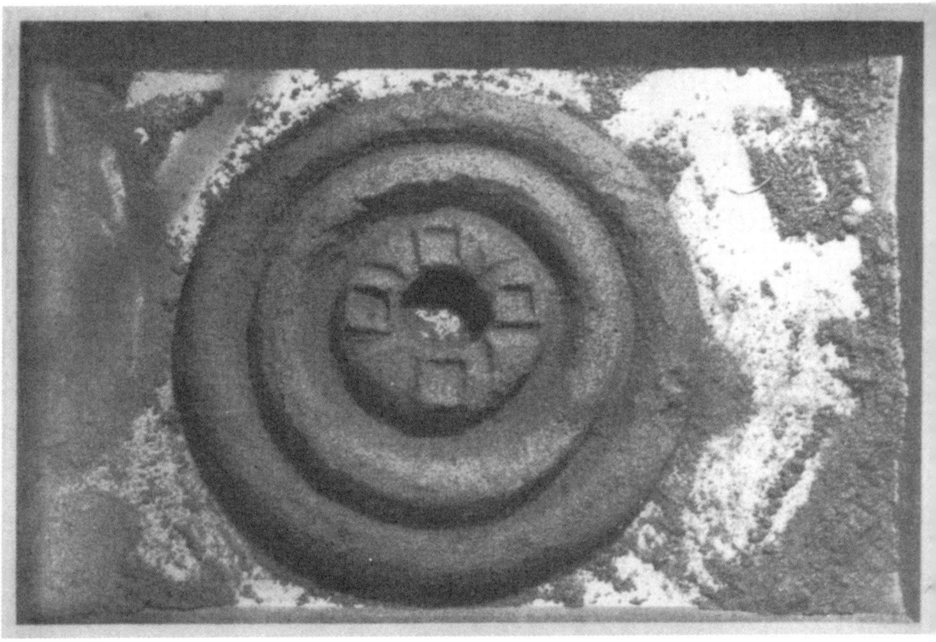

67

68

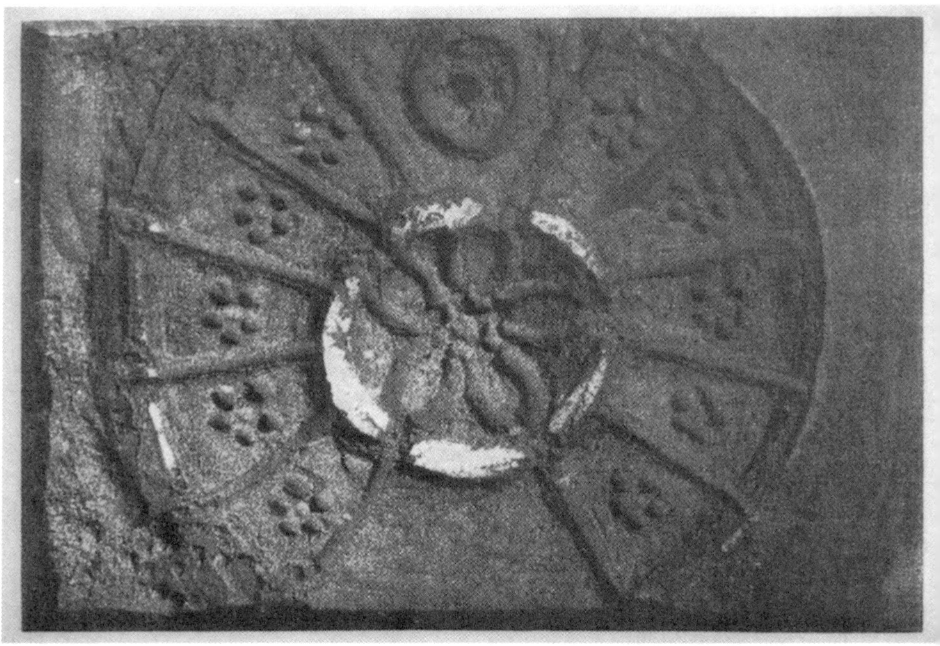

Junger Mann

Religiöse Hintergründe bei einem Fall von Erröten

Abbildung 69 ist das Initialbild eines 25jährigen Mannes. Da er von lästigem Erröten geplagt war, das ihn nicht nur ernstlich am Kontakt mit andern Menschen hinderte, sondern auch seine Entwicklung und die Berufsentscheidung hemmte, suchte er mich auf. Eine vorangegangene Verbalanalyse hatte nicht den erwünschten Erfolg gezeitigt, und er erhoffte sich nun von der Sandkastentherapie Hilfe.

Er betrachtete die Figuren, wurde jedoch nicht angesprochen von ihnen. Stattdessen begann er, mit Mosaiksteinen ein Quadrat aus verschieden blauen Farben in den Sand zu legen. Die blaue Farbe war vorherrschend; nur einige wenige rote Steine, nahe der Mitte, fielen auf und weiter links zwei einzelne, gelbe Steine. Diese veranlaßten mich zu der Frage, was «Gelb» für ihn bedeute. Nach kurzem Besinnen antwortete er: «Die Juden hatten während der Verfolgung einen gelben Stern sichtbar auf dem Kleid zu tragen.» Diese Antwort kam so unmittelbar, daß sie in mir den Eindruck erweckte, den jungen Mann beschäftige im Grunde ein religiöses Problem. Dieser Gedanke wurde durch die vorherrschende blaue Farbe im Mosaik unterstützt. Blau ist die Farbe des Himmels; sie ist auch die Farbe von Marias himmlischem Mantel. Aus diesem Grund wird die blaue Farbe oft als Symbol für die christliche Religion betrachtet.

Könnte hier ein christlich-jüdisches Problem vorliegen?

Zur Gestaltung des zweiten Bildes wurden nun Figuren verwendet (Abb. 70). Palmen, eine Strohhütte, Tiere, eine dunkle Tänzerin und einige Negerkinder deuteten auf eine Gegend in Afrika hin, eine Gegend, die als der dunkle Erdteil bezeichnet wird. Psychologisch gesehen schien somit das Problem des jungen Mannes noch im Unbewußten zu liegen. Auch die schwarze Tänzerin wies auf eine noch im Verborgenen liegende Seite seines Wesens.

Die dem Männlichen immanente weibliche Wesensseite wird zuerst in der Mutter erlebt und trägt daher den Elementarcharakter

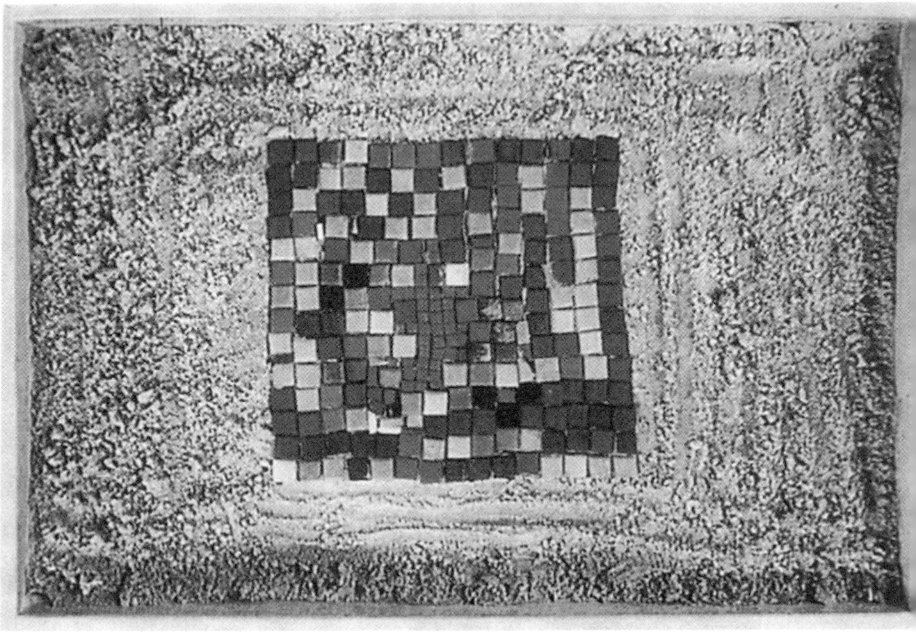

69 Farbdarstellung s. Einband-Vorderseite

70

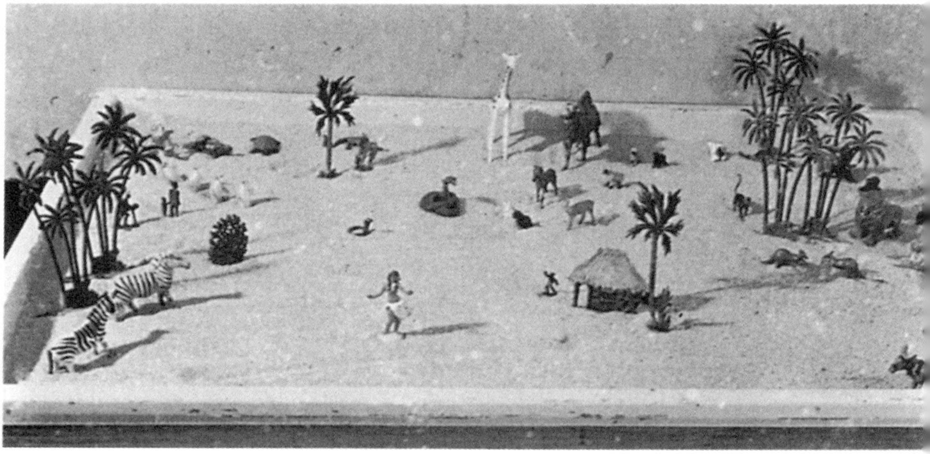

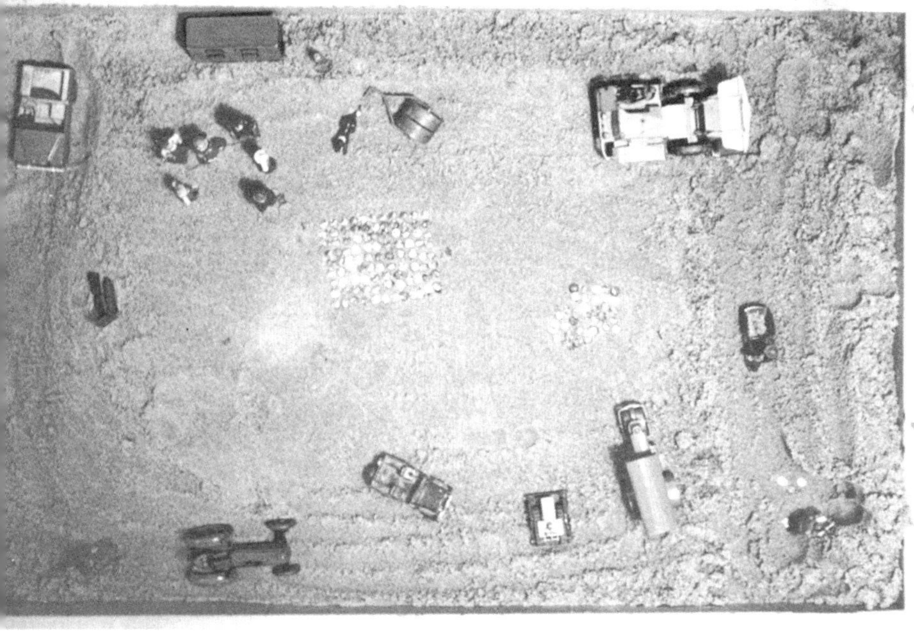

71

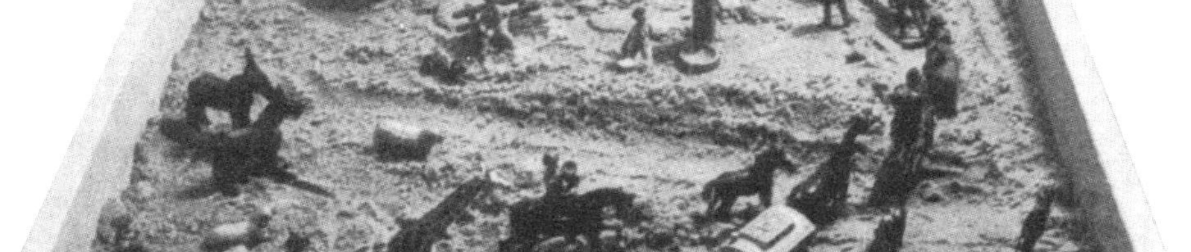

72

des Mütterlichen. Mit dem Aufwachsen des Jünglings wandelt sich ihr Charakter naturgemäß und entspricht der Figur, die Jung als Anima bezeichnet. Die Anima begleitet unbewußt den Entwicklungsprozeß des Männlichen; wie ihr Name sagt: sie beseelt die Entwicklung.

Die dunkle Tänzerin kann hier als die Anima bezeichnet werden, die die Entwicklung des jungen Mannes wieder in Bewegung setzt.

Auffallend war, daß alle Tiergattungen, die im Bild vorkamen, sofern sie in meiner Sammlung vorhanden waren, zu zweit erschienen. Die Zahl Zwei symbolisiert sowohl den Gegensatz als auch die Tendenz zur Verbindung der Polaritäten. Plato sprach vom «Einen und Anderen».

Betrachten wir nochmals das Mosaik, so fällt uns die Ungleichheit der Verteilung der erwähnten Farben auf. Es schien, als ob die gelbe unterdrückt oder aber im Schutze des Blau versteckt gehalten würde.

Das dritte Bild führt uns zu einer Ausgrabungsstätte (Abb. 71). Archäologen sind dabei, kostbare Fußböden – Quadrate aus goldschimmernden Steinen – freizulegen. Ein Wanderer, sein Bündel über der Schulter, ist im Begriff, von der linken unteren Ecke her auf die freigelegten Kostbarkeiten zuzugehen. Wir können ihn als den Menschen bezeichnen, der vergeblich seine Heimat in der äußeren Umgebung sucht, da er sie nur in sich selbst finden kann.

Es schien mir nun außer Frage zu sein, daß der junge Mann sich auf der Wanderung befand, die verlorene Beziehung zur Heimat seiner Ahnen, seiner Herkunft, zu suchen. Nach den Bildern zu urteilen, lag sie im nahen Osten und war nun im Begriff, ausgegraben zu werden.

Er erzählte mir auch, daß er als jüdischer kleiner Junge in ein Kloster gebracht worden sei, um vor den Verfolgungen geschützt zu sein.

In diesem Zusammenhang fiel ihm ein Traum ein, den er vor kurzem geträumt hatte: «In der Zeitung steht: ‚Vermißt wird: Ich.‘»

Der junge Mann konnte in seiner frühesten Jugend nicht nur nicht seiner Tradition gemäß leben; er hatte auch die Geborgenheit im Mütterlichen nie erfahren.

Wie ich eingangs erwähnte, sind es meines Erachtens gerade solche Momente in der frühen Entwicklung des Kindes, die die

Konstellation einer Zentrierung verhindern, aus der ein gesundes Ich sich entwickeln könnte.

Durch das Ausfallen der Mutter wurde die Sehnsucht nach dem Aufgehobensein im Mütterlichen übergroß und verhinderte eine normale Entwicklung. Aus dem Traum erfahren wir, daß sich das Ich-Bewußtsein unter den gegebenen Umständen nicht gebildet hatte.

Im nächsten Bild wurde ein Hügel geformt, auf dem sich ein Baum erhob (Abb. 72). Daneben stand, wie der junge Mann sagte, der Jude. Menschen aller Gattungen, gesunde und selbst kranke, auf Bahren getragen, zogen den gewundenen Pfad den Berg hinan. Der Wanderer war auf der Brücke; er befand sich also auf dem Weg, das «Eine und das Andere», durch das die Entwicklung gehemmt worden war, zu erkennen (Brücke als Symbol der Verbindung zwischen zwei Polen).

Bäume an höher gelegenen Orten kündigten von alters her heilige Stätten an. Pilgert der Jude nach Jerusalem, so sagt er, er gehe auf den Berg. Dieser ist die Verkörperung der jüdischen Heimat.

Der junge Mann erfüllte auf diesem Gang den Auftrag seines Schicksals. Er war der Wanderer, der mit allen andern, wie er sagte, den gewundenen Pfad den Berg hinanpilgerte – mit allen deshalb, weil es der Auftrag eines *jeden* Menschen ist, den Weg zu sich selbst zu finden. Dieser Weg führt über die Erfahrung des Göttlichen, an dem der Mensch teilhat. Durch die einseitige, rational ausgerichtete Denkweise seit dem Mittelalter, durch Schicksalsschläge, durch Krieg und Unsicherheit (Vertriebensein aus der Heimat) bleibt vielen die Beziehungsmöglichkeit zum Religiösen verschlossen, das Einssein mit dem Göttlichen versagt. Sie alle sind auf der Suche nach der ihnen verschlossenen Möglichkeit, dem im Unbewußten ruhenden Ziel.

Hinter dem Hügel spielten Kinder und tanzte die gleiche dunkle Tänzerin wie im zweiten Bild. Der junge Mann nannte diese Szenen paradiesisch, während sich die Tänzerin früher (Abb. 70) inmitten der Konfliktsituation bewegt hatte.

Aus diesem Bild können wir nun die Entwicklung in dem jungen Mann erkennen; er war auf dem Weg, den alle gehen müssen, zur Verwirklichung der Individualität.

Nach diesem Bild erörterte ich mit ihm die Frage der Möglichkeit einer Reise nach Israel. Eine solche, so schien es mir, würde nun die psychische Entwicklung unterstützen. Doch das Geld dazu war nicht vorhanden. Durch eine «zufällige» Begegnung aber erhielt der junge Mann eine Einladung, das Land zu besuchen.

Bevor er die Reise unternahm, entstand noch einmal ein Sandbild (Abb. 73). Dieses nannte er: «Der paradiesische Garten». In sich geschlossen, bietet er dennoch durch ein Tor Einlaß zu dem kleinen, kunstvoll gebauten Tempel. Eine zauberhafte Ruhe liegt über dem Ganzen.

Die Vereinigung des «Einen und des Andern» wurde im archetypischen Weg zum Heiligtum ersichtlich. Er enthielt die blaue und die gelbe Farbe ziemlich gleichmäßig verteilt und führte von der Peripherie zum Heiligtum im Mittelpunkt. Wir kennen den Ritualweg zur Gottes- oder Heiligtumsverehrung aus vielen alten Kulturen (Ägypten, Babylon). Noch heute ist die Prozession im katholischen Glauben lebendig, als ein Ritual, das zur Wandlung führt.

Es ging hier um das Erlebnis des Selbst, das Erreichen des in seinem Innern verborgenen Schatzes. Was im zweiten Bild angedeutet war: die Verbindung der religiösen Gegensätze und die Verwandlung der dunklen Anima, war im Begriff, sich in einem Ritual zu vollziehen. In dem Tempelchen tanzte die archetypische, kollektive Animafigur, die Prinzessin.

In vielen Kulturen gehörte der Tanz zum Ritual der Heiligenverehrung. Ist der Mensch vom Göttlichen erfaßt, kann er erst sich selbst sein und ruht er in Gott, so beginnt die Seele in ihm zu wirken. Wir können von der Anima sagen, daß sie den freien, schöpferischen Impuls im Menschen in Bewegung setzt. Sie erwirkt die wahre Freiheit, die die Geborgenheit voraussetzt.

Für diese Geborgenheit bürgten der kleine Tempel und die paradiesische Ruhe, die der ganze Garten ausströmte. Nach meiner Erfahrung tritt die Anima in den Bildern mit oder unmittelbar nach der Zentrierung auf. Dieses Sichtbarwerden der Anima, wie es in unserem Bild zu erkennen war, ließ neue Aspekte der Ich-Entwicklung erwarten. Diese beginnt sich, wie ich eingangs erwähnt hatte, nach der Zentrierung abzuzeichnen. Durch das Auseinanderfallen der Mutter-Kind-Einheit jedoch und durch das Entbehren der Geborgenheit im Mütterlichen konnte sich das Ich bisher nicht positiv entwickeln.

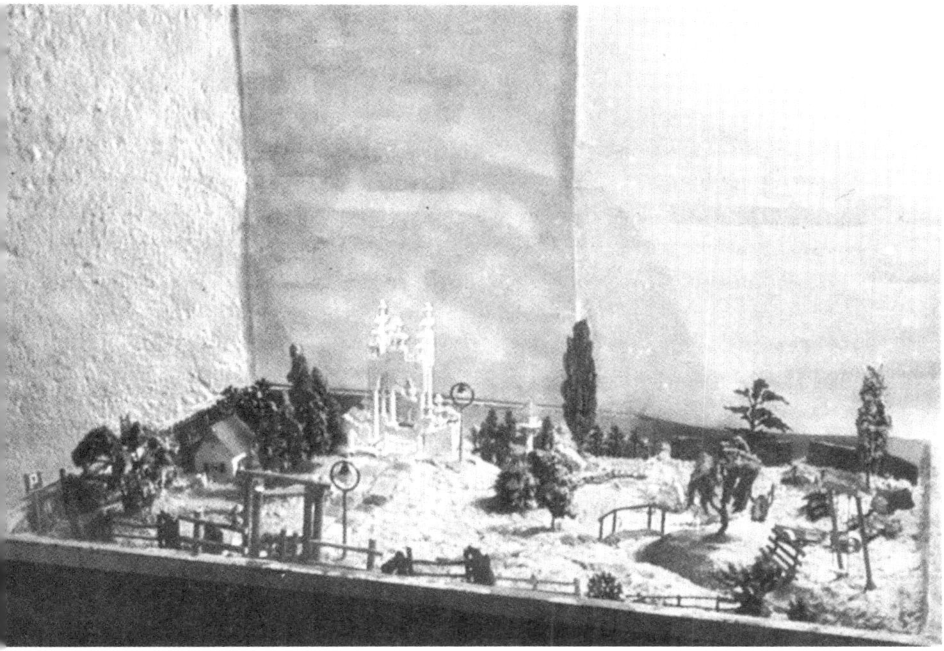

73

In Israel hatte der junge Mann folgenden Traum: Er erblickt Menschen, die sich in der Nähe eines feuerspeienden Vulkans befinden, und sieht, wie ihnen die Haut in Fetzen herunterhängt.

Dieses Bild erinnerte an das Abstreifen der Haut bei den Schlangen, einen Vorgang, der als Wandlung und Erneuerung gilt.

Wie im alchemistischen Prozeß wird die Wandlung in der Hitze des Feuers vollzogen. Die sich erneuernde Lebenskraft wird daher oft als Feuer dargestellt. Auch wird das bedeutungsschwere Erlebnis von einer starken Emotion begleitet, wenn es ins Bewußtsein gehoben wird.

Die tatsächliche Begegnung mit dem «Andern», mit Israel, hatte ihn den Wandlungsprozeß erleben lassen, der zur Manifestation des Selbst führte, die er im Bild vorausahnend dargestellt hatte, und die ihm ermöglichen sollte, die Welt aus einer neuen Sicht zu betrachten.

Nach seiner Rückkehr hatte er einen Traum, in dem er ein neugeborenes Kind unter den Zweigen eines großen Baumes in einem Park fand.

In dem Kind kam nun die neuerworbene Weltanschauung zum Ausdruck. Diese äußerte sich darin, daß er nicht mehr das «Eine *oder* das Andere» wählen mußte, sondern daß er mit dem «Einen *und* dem Andern» leben konnte, nun, da er beides erfahren hatte.

Ein weiteres Bild (Abb. 74) stellte, wie er sagte, die Landung in Israel dar: eine Wüstenlandschaft mit Tieren. Bei näherem Betrachten zeigte sich, daß der im Bild angelegte Hügelzug der Gestalt einer Frau entsprach, die mit angezogenen Knien wie ein Embryo im Wasser lag. Hier mußte es sich nun um die persönliche Anima handeln, die aus der Erde, d. h. aus dem Unbewußten geboren worden war, und zwar in jenem Moment, als der junge Mann die Erde seiner Herkunft berührte. Die freilebenden Tiere der Steppe deuteten auf eine animalische Schicht im Unterbewußten. Wie das Ich, so zeigte sich auch die Anima nach der Selbstmanifestation noch auf einer primitiven Stufe.

In diesem Akt hatte sich sozusagen ein Kreis geschlossen, dessen Ausgangspunkt in der inneren Geburt gelegen hatte. Damit wurde die Problematik gelöst. Das Erröten war verschwunden, und wenig später wurde dem jungen Mann eine Stelle angeboten, wodurch auch

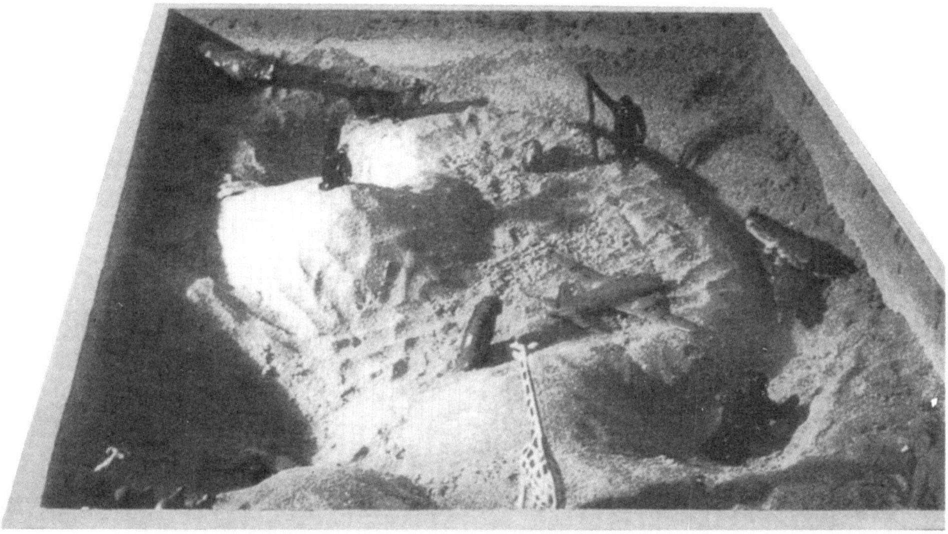

74

75

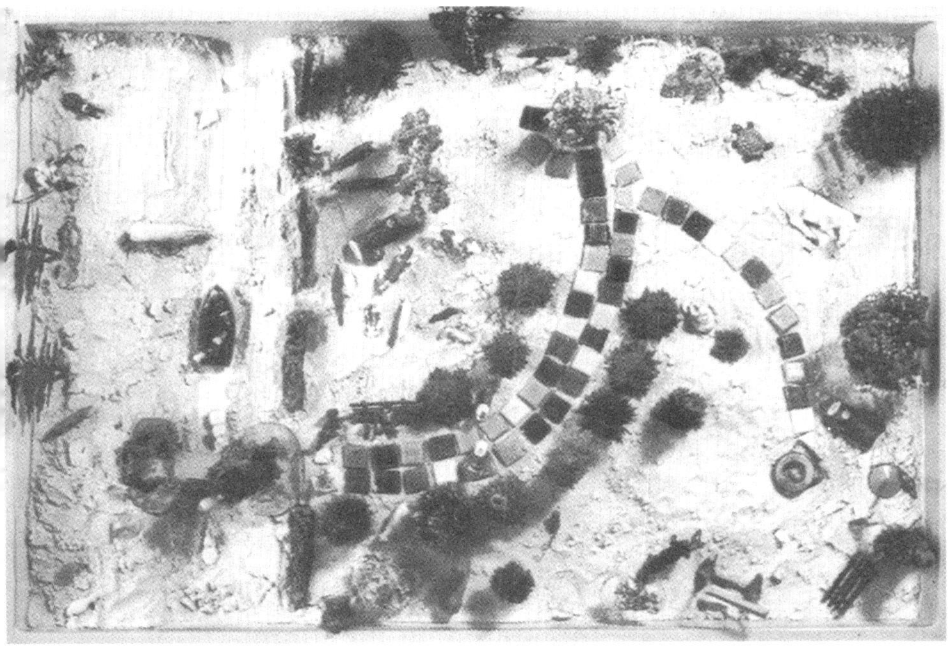

sein Berufsproblem gelöst wurde und ein Weg in die Zukunft sich abzeichnete.

Energien wurden frei und konnten der neuen Tätigkeit zufließen. Im Bild wurden diese erwachenden Kräfte in einem weiteren Weg dargestellt (Abb. 75). Dieser enthielt neben Blau und Gelb noch viele andere Farben und führte, breit angelegt und von Bäumen umsäumt, zu einem früchtetragenden Baum. Der Quell des neuen Lebens wurde in einem Brunnen erkannt, von welchem aus ebenfalls ein bunter Weg in den großen mündete. Daneben saß eine weibliche Figur, seine eigene weibliche Wesensseite, ohne die er seine schöpferische Arbeit nicht hätte leisten können.

Der Baum war hier nun Symbol für das aus der Erde Gewachsene, das Männliches und Weibliches in sich vereinigt und das dem Wachstum und der Fruchtbarkeit des Lebens gleicht.

Nachwort

Ich habe versucht, anhand einiger der vielen Geschehnisse, die sich in meiner Praxis zutragen, aufzuzeigen, wie ein unerträglich gewordener Stillstand in der psychischen Entwicklung des Kindes oder des Jugendlichen behoben und die Entwicklung wieder in Fluß gebracht werden kann. Meistens ist es aussichtslos, mit Vernunftgründen an ein solches Steckenbleiben heranzugehen. Wir sind darauf angewiesen, uns mit der Symbolsprache auseinanderzusetzen, durch die sich uns das unendlich vielschichtige Wesen der Psyche in Bildern und Träumen mitteilt. Auf diese Weise können wir versuchen, an die schöpferischen Keime im Menschen heranzukommen, die, wie wir gesehen haben, eine Wandlung und eine Veränderung im Verhalten dem Leben gegenüber bewirken können.

In den geschilderten Fällen ist es geglückt, die höhere Entwicklungsstufe, die oft schon im ersten Bild symbolisch angedeutet war, früher oder später zu erreichen. Die Reihe könnte durch viele andere Fälle ergänzt werden; doch sollten hier nur ein paar besonders typische Entwicklungen aufgezeigt werden.

Es gab allerdings ab und zu auch Situationen, in denen sich die Erwartung auf Heilung nicht erfüllte; denn es kann geschehen, daß es uns nicht gelingt, im Laufe der therapeutischen Behandlung eine neue Ordnung der Kräfte zu bewirken. Bei einem so irrationalen Geschehen, wie es die psychischen Vorgänge darstellen, die auf einem verborgenen Ablauf beruhen, ist es für Eltern der in Behandlung stehenden Kinder oft schwierig, das nötige Verständnis und die erforderliche Geduld zum Abwarten einer völligen Heilung aufzubringen, besonders wenn sich schon nach kurzer Zeit Anzeichen einer Besserung bemerkbar machen.

Der Verlauf einer psychischen Entwicklung könnte am besten mit dem fließenden Wasser verglichen werden, von dem es im Kommentar zum I Ging heißt: «Es fließt immer weiter und füllt alle Stellen, durch die es fließt, nur aus; es scheut vor keiner gefährlichen Stelle, vor keinem Sturz zurück und verliert durch nichts seine wesentlich eigene Art. Es bleibt sich in allen Verhältnissen selber treu. So bewirkt die Wahrhaftigkeit in schwierigen Verhältnissen, daß man innerlich im Herzen die Lage durchdringt. Und wenn man einer Situation erst innerlich Herr geworden ist, so wird es ganz von selbst gelingen, daß die äußeren Handlungen von Erfolg begleitet sind.»

Gelingt es uns bei unserer Arbeit, eine innere Harmonie zu erreichen, die das ganze Tun bestimmt, so können wir von Gnade sprechen.

Literaturverzeichnis

J. J. Bachofen — *Mutterrecht und Urreligion,*
Kröner, Leipzig, 1926

J. E. Cirlot — *A Dictionary of Symbols,*
Routledge & Kegan Paul, London, 1961

M. Fordham — *Vom Seelenleben des Kindes,*
Reinhardt, München, 1974

Fung Yu – Lan — *History of Chinese Philosophy,*
Princeton University Press, 1952

E. Herrigel — *Zen, in der Kunst des Bogenschießens,*
Otto Wilhelm Barth, München, 1956

E. Humperdink — *Sang und Klang fürs Kinderherz,*
Neufeld und Henius, Berlin, 1911

J. Huizinga — *Homo Ludens,*
Rowohlts Enzyklopädie, Bd. 21

C. G. Jung — *Psychologie und Alchemie,*
Walter, Gesammelte Werke Bd. 12, 1972

Psychologie und Erziehung,
Walter, Studienausgabe, 1976

Zur Psychologie westlicher und östlicher Religion,
Walter, Gesammelte Werke Bd. 11, 1963

Psychologische Typen,
Walter, Gesammelte Werke Bd. 6, 1976

Symbole der Wandlung,
Walter, Gesammelte Werke Bd. 5, 1973

C. G. Jung/K. Kerényi — *Das göttliche Kind,* Albae Vigiliae Heft VI/VII, Pantheon Akademische Verlagsanstalt, Amsterdam-Leipzig, 1941

Laotse — *Tao-te-king, Das Buch vom Sinn und Leben,* übertragen und erläutert von R. Wilhelm, Eugen Diederichs, Düsseldorf/Köln, 1957

M. Lowenfeld — *The non-verbal thinking of children and its place in Psychology,* published by the Institute of child Psychology, London, 1964

F. Mackenzie — *Chinese Art,* Spring Books, London, 1961

E. Neumann — *Das Kind,* Rhein-Verlag, Zürich, 1963

Die große Mutter, Rhein-Verlag, Zürich, 1956

W. Nigg — *Große Heilige,* «Der Heilige im Protestantismus: Gerhard Tersteegen», Artemis, Zürich, 1946

W. F. Otto — *Menschengestalt und Tanz,* Hermann Rinn, München, 1956

H. Pestalozzi — *Wie Gertrud ihre Kinder lehrt,* Rotapfel, Gedenkausgabe: Schriften 1798–1804, 1946

N.-W. Ross — *The World of Zen,* Random-House Inc., New York, 1960

Chinesische Märchen, übersetzt von R. Wilhelm, Eugen Diederichs, Jena, 1927

Handwörterbuch des deutschen Aberglaubens,
de Gruyter, Berlin, 20 Bde.

I Ging, Das Buch der Wandlungen,
übertragen und erläutert von R. Wilhelm,
Eugen Diederichs, Düsseldorf/Köln,
1923

Nachwort

Ich freue mich über die Neuauflage des Buches «Sandspiel», das meine Mutter, Dora Maria Kalff (1904-1990) verfaßt hat. Bei dieser Gelegenheit hat mich der Verleger gebeten, ein Nachwort zu schreiben. Da ich selber mit der Methode des Sandspiels arbeite und dankbar dafür bin, was ich von meiner Mutter erhalten habe, komme ich diesem Anliegen gerne nach.

«Sandspiel» ist eine Methode der Psychotherapie und Selbsterfahrung. Diese Methode hat drei verschiedene Wurzeln, die von meiner Mutter zu einer Einheit verbunden worden sind. Es handelt sich um die analytische Psychologie von C. G. Jung, die «World Technique» von Margaret Lowenfeld und kontemplative Traditionen.

Es war relativ spät in ihrem Leben, als meine Mutter zu ihrer Berufung als Psychologin kam. Sie war bereits 45 Jahre alt, als sie 1949 ihre sechsjährigen Studien am 1948 neu begründeten C. G. Jung Institut (damals Zürich) aufnahm.

Nach ihrer Scheidung (1949) stand sie als alleinerziehende Mutter von zwei Söhnen, damals 3 und 10 Jahre alt, an einem Neuanfang. Seit dem Krieg wohnte sie in einem kleinen Häuschen im Bündner Bergdorf Parpan. Dies war auch der Ort, wo Mitglieder der Familie Jung ihre Ferien verbrachten. Der Zufall wollte es, daß sich mein Bruder Peter mit den Enkelkindern Jungs anfreundete und es so zu einer für meine Mutter entscheidenden Begegnung mit C. G. Jung und dessen Frau Emma kam. Sie wurde inspiriert und ermutigt, sich tiefer mit der Psychologie von Jung auseinanderzusetzen und Analyse und Studium zu beginnen. Die Analyse machte sie mit Emma Jung, arbeitete aber auch über besondere persönliche Themen mit C. G. Jung.

Meine Mutter stammte aus einer gutbürgerlichen Familie aus Richterswil am Zürichsee. Sie wuchs – als Zweitjüngste – mit zwei Schwestern und einem Bruder auf. Sie genoß eine sorgfältige Erziehung und

Bildung. Der Vater war eine einflußreiche Persönlichkeit; er war gleichzeitig Textilfabrikbesitzer, Nationalrat und Oberst in der Armee, hatte aber auch ein religiöses Interesse und wäre auch sehr gerne Theologe geworden. Die Mutter war eine herzenswarme, sozial engagierte Frau, die den großen Haushalt mit Geschick und Umsicht führte. Als junges Mädchen besuchte meine Mutter ein Mädcheninternat im Engadin. Ihr Griechischlehrer inspirierte sie zum Studium des Sanskrit, und später kamen auch Grundlagen des Chinesischen dazu. Damit nahm auch ihr Interesse an östlicher Philosophie, zunächst speziell am Taoismus, seinen Anfang.

Als junge Frau genoß sie eine Ausbildung als Konzertpianistin, die sie auch zu ihrem Lehrer Robert Casadesus führte, einem damals sehr bekannten Pianisten in Paris.

Es zog sie auch nach Italien, wo sie das selten gewordene Kunsthandwerk des Buchbindens erlernte.

Mit 29 heiratete sie einen holländischen Bankier und zog nach Holland. Beide verband ein großes Interesse an asiatischer Kunst. Sie lebten ein herrschaftliches Leben mit vielen gesellschaftlichen Verpflichtungen und Beziehungen bis ins Königshaus. 1939 kam mein Bruder Peter zur Welt. Das Glück der jungen Familie war von kurzer Dauer. Mit dem Krieg und der Invasion der Deutschen kamen schwierige Zeiten. Das Haus wurde von deutschen Offizieren besetzt. Mit dem letzten Zug kehrte meine Mutter allein mit dem Kind in die Schweiz zurück. Es folgte eine Zeit von Trennungen und schließlich auch die Scheidung.

So hatte meine Mutter bereits ein Leben mit vielfältigen, auch sehr schwierigen Erfahrungen hinter sich, als sie mit ihrer Ausbildung begann. Rückblickend konnte sie sagen, daß sich all die Dinge, die sie in ihrem Leben erfahren und gelernt hatte, als wichtig und hilfreich für ihre therapeutische Arbeit erwiesen hatten. Das bezog sich auch auf das Klavierspiel, das sie immer wieder in ihre Arbeit mit Kindern einbezog.

Sie besaß eine große Fähigkeit, auf Kinder einzugehen, die auch von Emma und C. G. Jung wahrgenommen wurde. Sie ermutigten sie, sich der therapeutischen Arbeit mit Kindern zuzuwenden. Es gab aber zu jener Zeit kaum Ansätze für eine analytische Arbeit mit Kin-

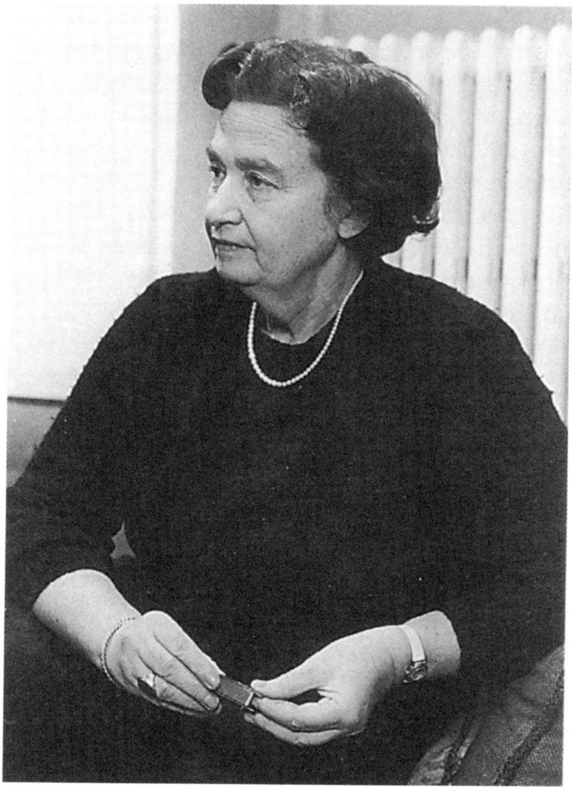

dern. Jungs eigene Arbeit hatte sich stark mit der sogenannten zweiten Lebenshälfte beschäftigt, und die Analyse von Träumen stand im Vordergrund. Analyse dieser Art setzt unter anderem eine ausgeprägte Fähigkeit zur sprachlichen Kommunikation voraus, die bei Kindern in der Weise nicht gegeben ist. Darum begann für sie eine Suche nach einer für Kinder geeigneten Methode. 1954 hörte sie Margaret Lowenfeld auf einem Kongreß in Zürich über die «World Technique» sprechen. Ein wichtiger Aspekt dieser Therapieform war es, Kindern die Möglichkeit zu geben, sprachlich nicht Formulierbares mit Hilfe von Miniatur-Spielfiguren in einem speziell dafür angefertigten Sandkasten auszudrücken. Margaret Lowenfeld war eine der ersten Therapeutinnen, die ganz bewußt die heilende Seite des Spielens dafür einsetzte, um bei Kindern Störungen zu überwinden. Die zentrale Bedeutung des Spiels bei der Heilung von psychischen Problemen wurde von den anderen Therapeuten weitgehend unterschätzt.

Meine Mutter erkannte den großen Wert dieser Methode und entschloß sich, bei Lowenfeld an dem von ihr 1928 begründeten «Institute for Child Psychology» in London zu studieren. Dies wurde 1956 möglich. Während ihres einjährigen Studiums in London hatte sie

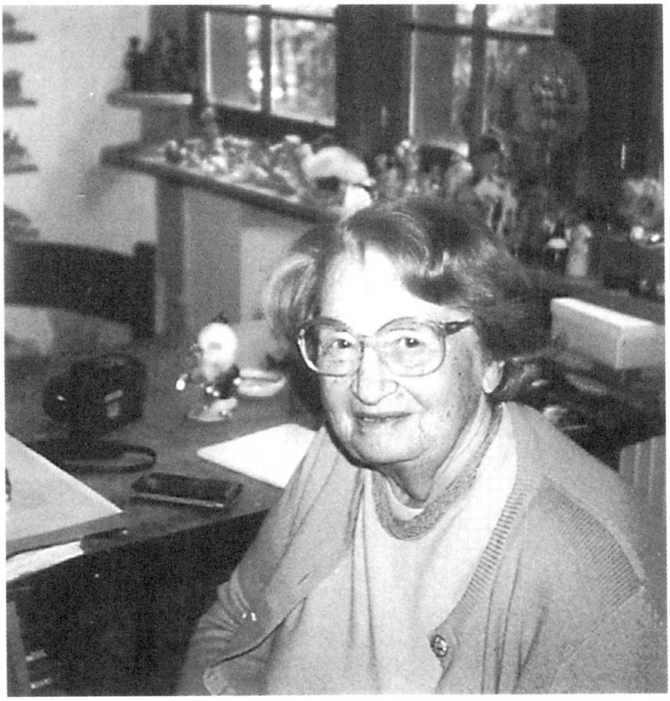

Austausch und Kontakt mit dem Jungschen Kinderanalytiker M. Fordham und studierte auch mit D. W. Winnicott. Während ihrer Arbeit mit der «World Technique» in England und später in ihrer eigenen Praxis in der Schweiz (Zollikon) erkannte sie, daß die inneren psychischen Prozesse, die sich in den Gestaltungen der Kinder zeigten, dem von Jung beschriebenen Individuationsprozeß entsprachen. In Absprache mit Margaret Lowenfeld nannte sie den eigenen Zugang, der auf der Grundlage der Jungschen Psychologie mehr und mehr eigene Formen annahm, «Sandspiel».

Meine Mutter benutzte das Sandspiel zuerst erfolgreich mit Kindern, später dann auch mit Erwachsenen. Zur Arbeit mit Erwachsenen soll es zunächst eher zufällig gekommen sein. Eltern, die über die Wandlung des eigenen Kindes erstaunt waren, und auch interessierten Kolleginnen und Kollegen schlug sie vor, das Medium selber auszuprobieren. Auch hier war der Effekt auf den Gefühlsbereich und die Lebenseinstellung, den das Gestalten der eigenen Bilder mit sich brachte, erstaunlich. Es zeigte sich schnell, daß auch bei Erwachsenen die Möglichkeit, sich averbal auszudrücken, einen direkten Zugang zum Unbewußten schaffte und positive Veränderungen bei akuten Problemen maßgeblich unterstützte. Immer wieder beteuern mir ehemalige Klientinnen und Klienten meiner Mutter, wie sie zutiefst dankbar sind für die Erfahrung, die sie mit dem Sandspiel gemacht haben, wie diese ihr Leben nachhaltig positiv verändert oder gar gerettet habe.

Wichtig für die Entwicklung der Arbeit meiner Mutter wurden Begegnungen mit spirituellen östlichen Lehrern. Sie brachten neue Anregungen und machten deutlich, daß im Sandspiel Ebenen berührt werden können, die über kulturgebundene Grenzen hinaus auf die gemeinsamen archetypischen Grundlagen der menschlichen Erfahrung hinweisen. Auf einer der Eranoskonferenzen (1953 / 54) lernte sie den japanischen Zenmeister Daisetz Suzuki kennen. Er hat durch seine Schriften viel dazu beigetragen, Zen im Westen verständlich zu machen. Sie besuchte ihn in Japan und hatte später einmal Gelegenheit, als erste Frau einige Zeit in einem Zenkloster für Mönche zu verbringen. Was sie an Suzuki am meisten beeindruckte, war seine Fähigkeit, in einfachen Gesten darauf hinzuweisen, daß gerade das

Alltägliche der Ort ist, in dem die tiefsten Wahrheiten aufleuchten können.

Obwohl sie sehr bedauerte, daß sie Zenmeditation nicht formell studieren konnte, war es für sie später eine große Genugtuung, bei weiteren Gesprächen mit Zenmeistern eine Bestätigung dafür zu finden, daß ihre Methode des Sandspiels dem Geist des Zen verwandt ist. Das bezog sich weniger auf äußere, formale Aspekte der Technik. Es hat vielmehr mit ihrem Anliegen zu tun, in der Therapie einen Raum zu schaffen, der die selbstheilenden Kräfte der Patienten weckt und unterstützt. Das beinhaltet ein «Zurückwerfen» der Patienten auf sich selbst, etwas, was auch im Zen eine große Rolle spielt. Im Zen wird nämlich betont, daß letztlich Erkenntnis nicht in äußeren Autoritäten wie Lehrern und Schriften, sondern nur als Erfahrung in einem selber gefunden werden kann.

Nach der grausamen Besetzung Tibets durch China mußten viele Tibeter ihre Heimat verlassen. Die Schweiz nahm damals ca. 1000 tibetische Flüchtlinge auf. Es wurden auch einzelne Plätze in Schweizer Familien gesucht. In dieser Situation wurde meine Mutter angefragt, ob sie einen der Flüchtlinge aufnehmen könnte. Ohne groß zu zögern, nahm sie einen tibetischen Mönch auf und gab ihm für acht Jahre ein Zuhause. Dadurch entstanden mit der Zeit enge Kontakte zu verschiedenen tibetischen Lehrern, dem Lehrer des Dalai Lama, Trichang Rinpoche, und dem Dalai Lama selber. Es eröffnete sich ihr so die reiche Symbolwelt des tibetischen Buddhismus, die gleichzeitig getragen ist von einem tiefen Mitgefühl für alle Lebewesen. Dies bereicherte ihr Verständnis der psychischen Prozesse ihrer Klienten und half, ihre therapeutische Einstellung weiter zu vertiefen.

Das Sandspiel wurde bald international bekannt. Meine Mutter war sehr sprachgewandt, was sicher dazu beitrug, leicht in Kontakt mit Kolleginnen und Kollegen in anderen Ländern treten zu können. Einladungen von interessierten Einzelpersonen und Institutionen, Jung-Instituten, Kliniken und Universitäten folgten mit der Zeit vor allem aus Italien, Deutschland, Amerika und Japan. So entstand allmählich ein Kreis von mehrheitlich Jungschen Analytikern und Psychologen, die die Methode mit viel Engagement erlernten und anzuwenden begannen. Besonders starkes Echo fand das Sandspiel in den

USA und Japan. Die japanische Gesellschaft für Sandspiel vereinigt übrigens heute über 1000 Therapeuten, die diese Methode anwenden. Es scheint, daß das Gewicht auf der nichtverbalen Kommunikation im Sandspiel in besonderem Maße der japanischen Mentalität entspricht. Es wird dort «Hakoniwa-Therapie» genannt, wobei die Bezeichnung «Hakoniwa» (kleiner Garten) an eine japanische Tradition des kunstvollen Herstellens von Miniaturgärten anknüpft.

Nachdem das Sandspiel in verschiedenen Ländern Fuß gefaßt hatte, begann sie Jahre später, ihr nahestehende Vertreter des Sandspiels in den verschiedenen Ländern zum jährlichen Austausch und zur Forschung nach Zollikon einzuladen. Aus dieser Gruppe entstand 1985 die Internationale Gesellschaft für Sandspieltherapie (ISST). Aus Amerika waren Kay Bradway, Cecil Burney, Chonchita Larsen und Estelle Weinrib, aus Italien Paula Carducci und Andreina Navone, aus England Joel Ryce Menuhin, aus Japan die Professoren K. Higuchi, H. Kawai und Y. Yamanaka, sowie aus der Schweiz Dr. med. K. Kiepenheuer und ich selber dabei. 1986 stieß aus Deutschland auch die analytische Kindertherapeutin Sigrid Löwen Seifert zur Gründergruppe.

Bei der Gründung wurden die Statuten der ISST sowie die Ausbildungsrichtlinien erarbeitet. Die ISST dient dazu, den internationalen und nationalen Austausch von Wissen und Erfahrung mit der Sandspieltherapie zu ermöglichen, und bietet eine Ausbildung an. Die ISST besitzt auch ein Archiv mit Darstellungen von Sandspielprozessen. Seit der Gründungszeit finden regelmäßig nationale und internationale Kongresse zur Sandspieltherapie statt. Es gibt mittlerweile drei wissenschaftliche Zeitschriften (Archives of Sandplay Therapy, Japan; Journal of Sandplay Therapy, USA; Zeitschrift für Sandspieltherapie, Deutschland) und eine wachsende Literatur («Sandplay – Past, Present and Future» von Mitchell/Friedman, 1994, enthält eine ausführliche Bibliographie zum Sandspiel und verwandten Themen).

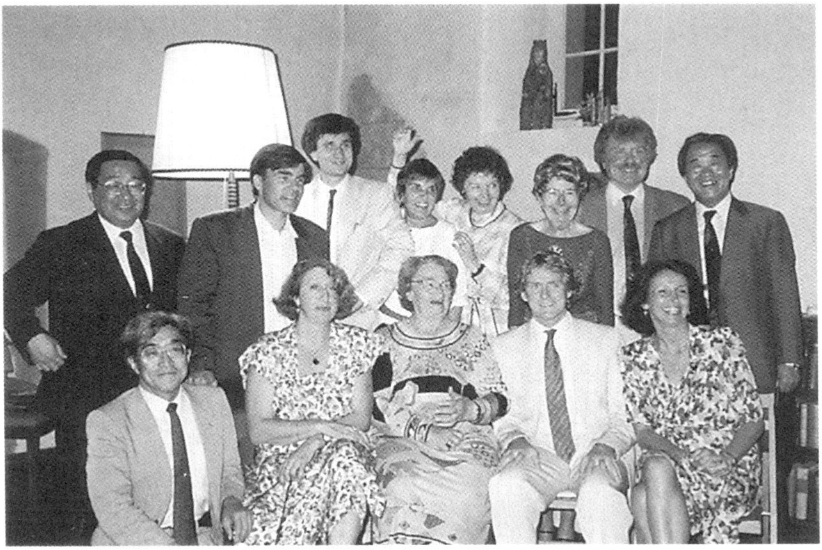

Gründungstreffen der Internationalen Gesellschaft für Sandspieltherapie 1985 in Zollikon. *Von l. n. r. unten:* Prof. Yashuhiro Yamanaka, Dr. Andreina Navone, Dora Maria Kalff, Dr. Cecil Burney (verstorben), Dr. Paula Carducci. *Oben von l. n. r.:* Prof. Dr. Kazumiko Higuchi, Dr. med. Kaspar Kiepenheuer, Dr. phil. Martin Kalff, Dr. Chonita Larsen, Estelle Weinrib, Dr. Kay Bradway, Joel Ryce Menuhin, Prof. Hayao Kawai.

Der Begriff «Sandspiel» beinhaltet ja die Worte «Sand» und «Spiel». Dazu möchte ich ein paar Überlegungen anstellen. Mit den Händen können wir in den Sand hineingreifen, ihn aufwühlen, glätten, flachpressen, Formen entstehen lassen oder ihn unberührt lassen. Es steht ja feuchter und trockener Sand zur Verfügung, wobei der trockene Sand auch einlädt, ihn in die Hände zu nehmen und dann herabrieseln zu lassen, was zum Beispiel im Falle von Hyperaktivität beruhigend wirken kann. Der feuchte Sand kann mit zusätzlichem Wasser zu einer feucht wäßrigen Masse gemacht werden, die, was gerade Kinder lieben, genußvoll hin und her geschoben werden kann.

Man kann die Masse auch in die Hände nehmen und den feuchten Sand herabtropfen lassen. Andere berühren den Sand nicht oder vielleicht nur flüchtig mit den Fingerspitzen oder schützen die Hände mit Handschuhen. Die vielen Arten der Begegnung mit dem Sand erlauben es, den Körper und die damit verbundenen Empfindungen und Gefühle zu erleben. Es ist manchmal so, wie wenn der Sand selber zu einem Körper würde, der in feinem Streicheln Gefühle der Zärtlichkeit, die man sich vielleicht von einem anderen Menschen erhofft und nicht erhalten hat, auslöst. Er kann auch zum Reinboxen oder Kampf einladen und so vielleicht helfen, mit der eigenen Kraft in Verbindung zu kommen, die zum Beispiel erlebte Ohnmacht überwinden hilft.

Man könnte sagen, daß im Sandspiel über das Element Sand die Psychologie von C. G. Jung um eine konkrete und faszinierende Möglichkeit, mit dem Körper in Berührung zu kommen, erweitert worden ist. Zugespitzt habe ich es manchmal so formuliert: «Sandspiel bringt den Körper zur analytischen Psychologie». Zusätzlich ergibt sich daraus die wichtige Möglichkeit, die «neuronale Integration» mit Einbezug des Tastsinnes zu fördern. Verschiedene Wissenschaftler und Psychotherapeuten wie Louis Cozolino, Daniel J. Siegel, Bonnie Badenoch und andere verwenden den Begriff, um auf die Bedeutung der Integration von Körper, limbischem System und Neocortex hinzuweisen, die sie zu Recht als zentrale Aufgabe der Psychotherapie ansehen. Peter Levine hat insbesondere in seinen Schriften darauf hingewiesen, daß Heilung von Trauma nur unter Einbezug des Körpers möglich ist, und hat auch auf die Begrenzung von rein verbalen Therapien bei Trauma, das in der Biologie des Körpers verankert ist, hingewiesen.

Es kann in diesem Zusammenhang wesentlich sein, der Person, die den Sand berührt, zu helfen, die Berührung und die Gefühle, die dadurch ausgelöst werden, bewußt wahrzunehmen, indem man vorsichtig nachfragt, was für Empfindungen durch das Gestalten im Sand entstanden sind. Je nach dem, falls indiziert, können meditative Übungen der Achtsamkeit auf den Körper oder Atem die Wahrnehmungsfähigkeit noch fördern. Nach dem Spiel ist es zum Beispiel möglich, daß der Atemfluß gelöster ist. Aber auch das Gegenteil ist möglich, daß der Herzschlag in die Höhe schnellt, Blockierungen an bestimmten Stellen des Körpers wahrgenommen werden, starke Gefühle aufsteigen. Gelingt es, in solchen Situationen einen inneren Beobachter zu aktivieren, der die Gefühle wahrnimmt, ohne sich damit zu identifizieren, können sie sich lösen oder ändern. Daniel J. Siegel bezeichnet diese Fähigkeit als «Bewußtseinsintegration». Sie wird durch die Achtsamkeitsmeditation (auch bekannt als «Vipassana»-Meditation) gefördert. Eindrückliche Beispiele für die Anwendung bei psychisch-physischen Blockierungen finden wir auch in den Texten vom Vipassanalehrer und ausgebildeten klinischen Psychologen Jack Kornfield.

Diese Prozesse zu unterstützen, braucht entsprechende Erfahrung und entsprechende Ausbildung. Für Supervision und Falldarstellungen habe ich entsprechend auch die Methode der «erfahrungsbezogenen Supervision und Falldarstellung» (engl. ERCS «Experience related Case Study») entwickelt, die unter anderem auch Aspekte der Achtsamkeitspraxis einbezieht (Kalff 2018, 2022). Ich kann mir auch vorstellen, daß Zusatzausbildungen in körperorientierten Trauma-Behandlungsmethoden wie «Somatic Experiencing» gut mit der Sandspieltherapie verbunden werden könnten und einige Sandspieltherapeuten, die ich kenne, haben mit Gewinn entweder diese Ausbildung schon gemacht oder sind daran, sie zu machen. Einige Kollegen verbinden auch EMDR mit der Sandspieltherapie. Ich denke, wir sollten offen die Möglichkeiten ergreifen, zu prüfen, wie Methoden außerhalb der analytischen Psychologie und der Sandspieltherapie in die Sandspieltherapie einbezogen werden können.

«Spiel» im Begriff «Sandspiel» ist ein weiteres wichtiges Element. Der Ausdruck «Spiel» wird leider oft mißverstanden im Sinn, daß Sandspiel eben «nur ein Spiel» sei und darum nicht wirklich ernst genommen werden und schon gar nicht speziell erlernt werden müsse. Das Gegenteil ist der Fall. Im richtigen Sinn spielen zu können und einen Raum dafür zu geben, daß die Klienten/Patienten lernen können zu spielen, ist eine hohe Kunst. Aus diesem Grund betonen wir in der ISST (Internationale Gesellschaft für Sandspieltherapie) eine seriöse Zusatzausbildung in Sandspieltherapie und sehen es ungern, wenn Therapeuten sich einfach einen Sandkasten und Spielfiguren

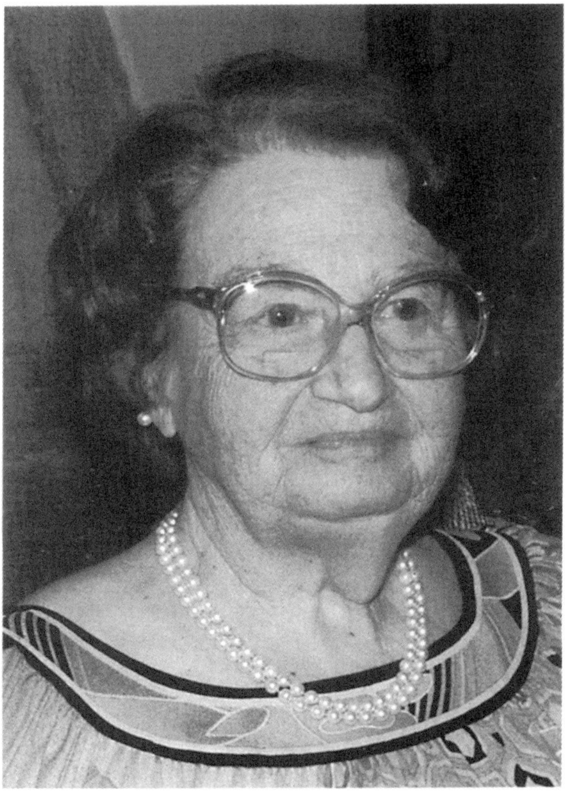

kaufen und ohne Spezialausbildung «Sandspieltherapie» anbieten.

Wir können sagen, daß der Prozeß des Heilwerdens dann in Gang kommt, wenn es dem Klienten/der Klientin möglich wird, sich ganz dem Spielen hinzugeben. Absichtslosigkeit gehört zu Natur des Spiels und in dieser Absichtslosigkeit lösen sich Spannungen. Aber gerade ein erstes Lösen von Spannungen kann Ängste und Widerstand erzeugen, denn hinter der Anspannung liegen oft unbewußte Inhalte, die, wenn sie berührt werden, überwältigend und erschreckend sein können.

Darum ist es wichtig, daß zuerst mit Hilfe des Sandspieltherapeuten/der Sandspieltherapeutin, eine Beziehung, geprägt von Vertrauen und relativer Sicherheit, geschaffen werden kann. Das stellt die Grundlage für den Mut dar, sich den inneren Inhalten zu öffnen. Im Prozeß geht es dann darum, diesen Inhalten zu begegnen und Raum dafür zu schaffen, daß diese sich transformieren. Unfähigkeit, spielen zu können, ist ein oft in Not erlernter Schutz zu überleben und eine Abwehr von solchen Inhalten.

Entstandenes Vertrauen zeigt sich zum Beispiel spontan zuerst in Szenen, die einen inneren Schutz oder positive Gestimmtheit ausdrücken. Dieser Schutz erlaubt es dann, sich Schritt für Schritt schwierigeren oder «Schattenthemen», wie sie in der Psychologie von C. G. Jung genannt werden, zuzuwenden. Hilfreich ist, wenn sich spontan ein Pendeln zwischen schwierigen und entspannenden Inhalten einstellt. Grundsätzlich ist es aber so, daß jeder Prozeß im Sand seine eigene Dynamik entfaltet, immer wieder neue Wendungen bringt.

Im wesentlichen erlaubt das Spiel, eine Brücke zwischen dem Bewußten und Unbewußten zu schaffen, indem die bewußte Einstellung und ihre Kontrolle gelockert werden. Im Spiel kann das, was im äußeren Leben fest gefügt und belastend erscheint, in Bewegung geraten, so daß sich neue Horizonte und Hoffnungen zeigen können.

In diesem Prozeß ist es so, daß das Unbewußte einem nicht nur widerfährt, sondern daß im Formen des Sandes, beim Auswählen der Figuren und Gestalten der Szene auch bewußtes Wollen und Zielgerichtetheit eingesetzt werden. So fördert das Spiel die sogenannte «transzendente Funktion», deren Wirksamkeit nach Jung darin besteht, in der Begegnung mit dem Unbewußten einen Übergang zu einer neuen Einstellung des Bewußtseins zu ermöglichen, wobei auch die Dynamik des Unbewußten verändert wird.

Das Sandspiel hilft also dabei, Schattenseiten wie unkontrollierte Aggression, Depression, Ohnmacht, Angst usw. eine Stimme zu geben. Dadurch, daß die störenden, unangepaßten Seiten sich ausdrücken können und dann wahrgenommen und erlebt werden können, können sie sich ändern.

Zu den unbewußten Seiten, die auftauchen, gehören auch positive Qualitäten wie Zuversicht, Geborgenheit, Liebe, Sich-Angenommen-Fühlen, Mitgefühl usw., die zuvor keinen Raum hatten.

Vieles von dem, was in den Sandbildern auftaucht, ist zu weit von der Alltagssprache und dem «normalen» Bewußtsein entfernt und kann gar nicht direkt verbal ausgedrückt werden. Erlebtes war vielleicht zu verwirrend oder ist auch zu neu, um sofort den Weg in klar gesetzte Worte zu finden.

Armeen, die sich bekämpfen, ein Haifisch, der ein Schiff angreift oder eine mit Diamanten übersäte Zauberlandschaft, ein Paar, das sich umarmt, drücken innere Stimmungen exakt aus und enthalten eine Mitteilung, die vom Therapeuten oft direkter verstanden werden kann als viele Worte. Neben dem Bild drückt ja auch die Körperhaltung, abgewandt, zugewandt, steif, geknickt, locker, der Atemfluß, Bleichwerden usw. des Klienten, der Klientin aus, was ihm/ihr widerfährt.

Die Sandspiel-Methode nimmt die Begrenztheit der Sprache ernst und bietet eine andere Ausdrucksebene an. Es ist ein großes Verdienst von Margaret Lowenfeld, daß sie auf die Grenze der Sprache im Therapiegeschehen aufmerksam gemacht hat. Sicherlich war es die Arbeit mit Kindern, in der diese Begrenzung augenfällig werden konnte, sie gilt aber mit anderen Akzenten auch für Erwachsene. Gerade sprachgewandte Erwachsene laufen Gefahr, mit Worten wirkliche Gefühle abzuwehren. Daß Worte gerade in intensiven Gefühlssituationen begrenzt sind, zeigt sich auch schon in Situationen, die wir alle gut kennen, in denen betroffenes Schweigen, eine Umarmung oder andere averbale Ausdrucksformen viel mehr bedeuten als etwas Gesagtes. Darüber hinaus sind traumatische Erfahrungen, z.B. das Erstarren vor Schrecken, ohne Worte und werden im impliziten Gedächtnis und als Körpererinnerung gespeichert.

In ihren theoretischen Überlegungen wies Margaret Lowenfeld

auf wichtige Anteile der Psyche hin, die nicht in Worten ausgedrückt werden können. Sie nannte diese «Protosystem», weil es beim Kind von Anfang an da ist. Sie unterschied es vom sekundären System mentaler Prozesse, die sich erst mit der Sprachbildung mit 12–18 Monaten allmählich entwickeln. Das Protosystem, von Lowenfeld auch als eine durch Emotionen geprägte Form des präverbalen Denkens verstanden, charakterisierte sie als «nicht rational, nach eigenen Gesetzen geordnet, äußerst persönlich, idiosynkratisch, und von Natur nicht mit Worten mitteilbar». Die hier vorhandene Energie kann sich im Spiel des Kindes ausdrücken. Mit dieser Einteilung hat Lowenfeld auf ihre Weise die modernere Unterscheidung von «implizitem» und «explizitem» Gedächtnis bereits vorweggenommen. Implizite Erinnerungen, die unter anderem Wahrnehmungen, Emotionen, Körperempfindungen und Verhaltensweisen enkodieren, gehen auf die früheste Kindheit zurück oder können auch später entstehen, sie färben unsere gefühlte Sicht der Welt und emotionalen Reaktionsmuster. Explizite Erinnerungen sind auf der anderen Seite verbaler Natur, beinhalten Erinnerung an Tatsachen und Biographie.

Entsprechend kann man sagen, daß ein bedeutender Aspekt des Sandspiels darin besteht, daß es dabei hilft, die Welt des impliziten Gedächtnisses auszudrücken. So hilft es dem Klienten, die damit verbundenen Körperempfindungen und Gefühle ins Bewußtsein zu heben. Wenn es mit der Unterstützung des Sandspieltherapeuten oder der Sandspieltherapeutin gelingt, Schritt für Schritt diese Empfindungen und damit verbundenen Gefühle in Worte zu fassen, kann so auch die neuronale horizontale Integration, die Fähigkeit, Gefühle in Worten auszudrücken, aktiviert werden. Beispiele für solche Empfindungen sind Fließen, Wärme, Zittern, Gefühl der Erdung oder auch Anspannung und entsprechende Gefühle wie Heiterkeit, Wohlsein, Anstrengung, Beklommenheit und dergleichen.

Auch der Sandspieltherapeut/die Sandspieltherapeutin ist erfahren, eigene Empfindungen und Gefühle achtsam wahrzunehmen. Diese Fähigkeit, die Gegenübertragung, innerhalb der Bewegung der Sandspieltherapie nach Kay Bradway auch «Co-Transference» genannt, hilft dabei, die eigene Resonanz auf das Gestalten im Sand der Sandspieler im eigenen Körper wahrzunehmen. Dies ermöglicht eine tiefere Verbindung mit dem Erleben des Gegenübers. Diese Interozeption, in der auch die Insula involviert ist, wird durch Praxis der Achtsamkeitsmeditation gestärkt. Erste Forschungsergebnisse weisen darauf hin, daß die rechte anteriore Insula und der mittlere präfrontale Cortex sich durch Achtsamkeitsmeditation verdicken.

Dora Kalff war auch in diesem Sinn eine Pionierin, denn ihr Interesse für östliche kontemplative Meditation, die sie selber regelmäßig praktiziert hat, hat ihr erlaubt, sehr mit ihren Klienten präsent zu sein. Dies wurde mir auch verschiedentlich nach ihrem Ableben von ehemaligen Patienten berichtet. In der heutigen Zeit gibt es eine Vielzahl von psychotherapeutischen Verfahren, die explizit Aspekte der Achtsamkeitsmeditation einbeziehen. Ein Ausgangspunkt dafür ist natürlich die Methode der «Mindfulness based Stressreduction» (MBSR) von Jon Kabat-Zinn, der neben anderen auch vom Vipassanalehrer Jack Kornfield inspiriert worden ist, der sich auch mit Dora Kalff über Meditation und Sandspiel ausgetauscht hat.

Mit Hilfe ihrer durch ihre Praxis von Achtsamkeitsmeditationen genährten Fähigkeit, in sich zu ruhen, konnte sie einen «freien und geschützten Raum» schaffen, in dem sich ihre Patienten angenommen fühlen konnten.

Die Fähigkeit des Therapeuten, den «freien und geschützten Raum zu schaffen», stellte sie ins Zentrum der Sandspieltherapie. In der so angedeuteten Beziehung soll der Klient die Möglichkeit haben, sich in seinem So-Sein angenommen und verstanden zu fühlen. Gleichzeitig soll er/sie aber auch die Freiheit empfinden, zunächst im Spiel und in der vorurteilslosen Begegnung mit sich selber Neues zu wagen. Der freie und geschützte Raum kann als Beschreibung einer positiven Übertragungssituation verstanden werden. Meine Mutter sah die Qualität der Beziehung als eine wichtige Bedingung dafür an, daß die Klienten im Verlauf des Prozesses ihrer tiefsten Schicht, dem Selbst im Sinne C. G. Jungs, begegnen konnten. Damit es zu einer solchen Erfahrung kommen kann, ist es sicherlich notwendig, daß auch die Therapeuten fähig sind, durch fortgesetztes Arbeiten an sich selber eine lebendige Beziehung zur eigenen Ganzheit aufrechtzuerhalten.

Juni 2022 Dr. Martin Kalff

Literatur

Bradway, Kay: «Journal of Sandplay Therapy», vol. 1, n. 1, Autumn 1991

Badenoch, Bonnie: Gehirn und Psyche. Interpersonelle Neurobiologie als Grundlage einer erfolgreichen therapeutischen Praxis. Arbor Verlag, Freiburg im Breisgau 2010

Cozolino, Louis: The Neuroscience of Psychotherapy: Building and Rebuilding the Human Brain. W.W. Norton & Company, New York 2002

Kabat-Zinn: Im Alltag Ruhe finden. Knaur, München 2007

Kalff, Martin: Ascoltando il Corpo. Nuove Vie per il gioco della sabbaia, a cura di Paolo Ferliga. Moretti & Vitali, Bergamo 2018

Kalff, Martin: Old and New Horizons of Sandplay therapy, Mindfulness and Neural Integration, Martin Kalff, edited by Paolo Ferliga, Routledge 2022

Kalff, Martin: Experience related Case Study: Like a masked Ball. In: Journal of Sandplay Therapy, vol. 22, n. 2, 2013

Kornfield, Jack: Das Weise Herz. Die universellen Prinzipien buddhistischer Psychologie. Goldmann Arkana, München 2008

Levine, Peter A.: In an Unspoken Voice. How the Body Releases Trauma and Restores Goodness. North Atlantic Books, California 2010

Lowenfeld, Margaret: Understanding Children's Sandplay. Lowenfeld's World Technique. George Allen and Unwin, London 1979. Neuausgabe: Understanding Children's Sandplay: Lowenfeld's World Technique. Margaret Lowenfeld Trust, London 1993.

Mitchell, Rie Rogers; Friedman, Harriet S.: Sandplay – Past, Present and Future. Routledge, London 1994

Archives of Sandplay Therapy. Edited and published by: The Japan Association of Sandplay Therapy (c/o Kyoto University, Yoshida-hommachi, Sakyo-ku, 606-01, Kyoto, Japan)

Journal of Sandplay therapy. 331 Thistle Circle, Martinez, CA 94553, USA

Zeitschrift für Sandpieltherapie. Verlag Sandspieltherapie, Landauerstr. 16, 14197 Berlin, Deutschland

Siegel, Daniel J.: Mindsight. Die neue Wissenschaft der persönlichen Transformation. Wilhelm Goldmann Verlag, München 2012